AF854661

LE CANCER

UN COMBAT SCIENTIFIQUE ET SOCIAL

Henri Pujol

LE CANCER
UN COMBAT SCIENTIFIQUE ET SOCIAL

Postface d'Axel Kahn

L'Harmattan

A toutes celles et à tous ceux
qui se reconnaitront, au fil des pages,
dans les actions ou les questions...

© L'Harmattan, 2021
5-7, rue de l'École-Polytechnique – 75005 Paris
www.editions-harmattan.fr
ISBN : 978-2-343-22386-5
EAN : 9782343223865

SOMMAIRE

PROLOGUE

J'ai mis longtemps à vouloir écrire un livre. J'avais toujours préféré l'action… jusqu'au jour où je me suis convaincu qu'en écrivant je resterai dans l'action de la lutte contre le cancer. Je ne suis pas un écrivain. Je suis un conteur, un témoin. Je veux être le témoin des dizaines de milliers de malades que j'ai connus à l'hôpital puis à la ligue contre le cancer. Le témoin du courage des personnes soignées pour un cancer de leurs souffrances et de leur joie, de leur volonté de lutter et de leur confiance. Je crois à la valeur de celles et ceux qui luttent révélant les ressources profondes de l'être humain pour sa survie. J'en étais souvent ému et admiratif.

Je suis entré en cancérologie par la chirurgie au temps où elle était le traitement majeur du cancer avec la radiothérapie. Ensuite sont arrivées la chimiothérapie, l'immunothérapie et les autres disciplines biologiques et médicales. À 50 ans j'ai eu l'honneur d'être responsable du Centre de lutte contre le cancer de Montpellier. J'étais entouré d'une extraordinaire équipe, motivée, compétente, très unie, vaillante comme l'on dit en Languedoc. La confiance des malades, manifestée par tant de signes, nous transmettait une sorte d'exaltation contagieuse. Nous n'étions pas seulement une équipe pour les malades. Ils étaient eux-mêmes virtuellement dans l'équipe. Nous avions compris qu'il ne suffisait pas de traiter des tumeurs mais qu'il fallait soigner des personnes. Le sens profond de la médecine c'est d'être au service des personnes. Les acquisitions fabuleuses de la biologie ne devraient pas l'altérer.

Nous étions en permanence à l'affût de toutes les innovations en cancérologie. Après avoir construit un hôpital moderne nous avons perçu que la prévention allait devenir aussi importante que les soins et le Centre de prévention Épidaure a été ouvert. Ensuite un centre de recherche a été intégré à l'hôpital. Arrivé à la Ligue contre le cancer, j'ai contribué à faire entendre la parole des malades et à participer à la construction du Plan Cancer de Jacques Chirac.
J'aimerais conserver le goût de l'action en écrivant mais il est difficile d'être à la hauteur du travail de tant de personnes responsables des événements que je vais rapporter. Alphonse Daudet a écrit que beaucoup de choses se perdent dans le chemin qui va de la tête à la main. Le chemin qui va du cœur à la main sera-t-il plus court ?

LA CHIRURGIE DU CANCER

J'ai hésité à choisir la médecine car j'aimais également les sciences. J'ai voulu repousser l'heure du choix en m'inscrivant en première année universitaire à la fois pour la faculté de médecine (PCB) et pour la faculté des sciences (SPCN). Les deux diplômes avaient beaucoup de points communs. Quand j'ai été reçu aux deux examens j'en étais au même point. C'est en cours de deuxième année universitaire que j'ai choisi la médecine. L'orientation d'une vie professionnelle est une cascade de choix et de renoncements, une succession de carrefours. À l'avant-dernier carrefour j'ai préféré la chirurgie à la médecine interne. Au dernier choix j'ai préféré la chirurgie viscérale à la chirurgie osseuse. Ensuite je n'ai plus voulu choisir. Quand se sont présentées la chirurgie et la cancérologie j'ai gardé les deux.
Les chirurgiens ont-ils mérité dans le passé que le jugement de la communauté médicale sur eux soit aussi réducteur ? On leur reconnaît volontiers qu'ils savent examiner un malade et l'opérer mais au-delà on est plus réservé. Qu'ils s'intéressent à l'enseignement, à la bio-statistique, à la recherche paraît sympathique. Qu'ils s'intéressent à la santé publique à l'économie de la santé, aux sciences psychosociales paraissait étrange. Aujourd'hui presque tous les chirurgiens viscéraux sont concernés par la cancérologie. Certains esprits manichéens opposent le chirurgien cancérologue formé par les CHU et celui formé par les centres de Lutte contre le cancer. C'est oublier que 60 % de la chirurgie des cancers est effectuée en dehors de ces deux établissements en secteur libéral. Les chirurgiens du secteur privé se trouvent bien d'avoir appris la chirurgie du cancer dans l'un ou l'autre lieu. Les chirurgiens cancérologues se connaissent bien par la pratique des congrès et par les publications. Ils savent parfaitement où sont les référents pour chacune des localisations et ne sont pas gênés par cette diversité. La chirurgie du cancer a une marge de progression suffisante pour que les uns et les autres fassent la preuve de leur utilité pour les malades en travaillant en commun pour augmenter les guérisons et pour réduire les

séquelles des traitements. Ce qui est très motivant pour la chirurgie du cancer c'est son exigence.

Mes valeurs pour la chirurgie et mon apprentissage

Quand je pense à mes années de pleine activité, je m'interroge sur la nature de mon métier principal. Enseignant ? Oui je l'étais avec passion mais en totalisant les cours universitaires et l'enseignement hospitalier, on ne retrouve pas une plénitude de temps même si j'avais une passion pour la transmission du savoir. Cancérologue ? Oui je l'étais, 20 heures en moyenne de consultations par semaine et la responsabilité de la direction d'un Centre de Cancérologie… Mais je ne suis pas encore au cœur de mon activité passée. Chirurgien ? Oui c'est bien cela, j'étais un chirurgien et je le reste bien que je ne fréquente plus les salles d'opération. Quand on a exercé plus de 40 ans la chirurgie on reste marqué au fer par ce métier. J'ai eu le privilège d'assister et de participer à sa transformation et de me réjouir de son évolution. Au début le chirurgien était un héros, on disait même un « dieu ». Il avait, seul, le pouvoir de guérir le cancer quelquefois. Dans le langage populaire, « inopérable » signifiait « incurable ». Certes tous les « opérables » étaient loin d'être « curables » mais la chirurgie apparaissait l'unique moyen de guérir, dans la première moitié du XXe siècle. On avait transcendé le chirurgien qui, dans les temps anciens, n'était qu'un chirurgien-barbier, même pas médecin, et qui apparaissait maintenant comme le recours.

La chirurgie des années 1950 allait rapidement disparaître. Il fallait en ces années être rapide pour deux raisons majeures. L'anesthésie était une agression débutant par une suffocation et l'ensemble des perturbations biologiques regroupées sous le vocable mystérieux de choc opératoire n'étaient pas encore analysées et maîtrisées. Avec l'anesthésie réanimation moderne, la vitesse n'est plus une nécessité, ni même un critère de qualité. Une autre chirurgie va s'imposer dont le principe fondateur est simple : « le champ opératoire doit être parfaitement visible et ne doit pas être ensanglanté ». Le contrôle du saignement n'est pas du temps perdu mais du temps gagné. Il est essentiel, pas seulement pour réduire les pertes liquidiennes, mais pour la précision et la sécurité des gestes. Dans les salles opératoires on commence à peser les compresses rougies pour objectiver la perte sanguine. Il y a maintenant une antinomie entre chirurgie et saignement. Contrairement à l'atmosphère de certains films anciens, si vous voyez un chirurgien sortir d'un bloc opératoire avec le masque ensanglanté, ne pensez pas qu'il est un champion mais plutôt qu'il a trébuché sur quelques artérioles pendant son cheminement. Je veux parler de la chirurgie programmée et non pas de celle qui doit faire face à des événements inopinés et dramatiques. J'ai appris la chirurgie méthodique et réglée avec de jeunes agrégés : Eric Nègre Claude Romieu, Georges Marchal, qui n'avaient pas encore gravi les échelons des titulaires de chaire. Je les observai, méthodiques, contrôlant tout, interdisant que l'on prononce une parole ou une demande étrangère au malade ou à la sécurité. En fait Eric Nègre n'avait pas besoin d'interdire. Nous le craignions tous, internes, chefs de clinique, surveillantes et infirmières de bloc. Son autorité naturelle était incroyable et me fascinait. Il avait été footballeur en 1ère division dans l'équipe du Nîmes Olympique. Il devait être très difficile de lui prendre le ballon. Au bloc opératoire il imposait sa discipline et sa méthode. La maîtrise du saignement et la sécurité de l'anesthésie autorisaient des interventions de plus en plus longues. L'une d'elles, l'œsophagectomie pour cancer, nécessitait des qualités de résistance confinant à une épreuve sportive. Avant la climatisation des blocs opératoires, il fallait être en condition physique pour assurer deux temps opératoires, chacun de 2 à 3 heures, l'un abdominal pour préparer l'ascension de l'estomac dans le thorax, l'autre thoracique pour réséquer l'œsophage et rétablir la continuité, séparés par une pause de 15 minutes pour le changement de position de l'opéré. Dans les mois d'été avec Eric Nègre nous portions un bandana comme les pirates pour empêcher la sueur du front de tomber dans le champ opératoire. Après avoir été son premier assistant plus de 20 fois, il me dit un jour *« maintenant c'est ton tour ... je serai par-là »*. Je savais bien qu'il n'allait pas rester 6 heures dans une autre salle du bloc mais puisqu'il m'avait dit que c'était à moi d'opérer et que j'avais une totale confiance en lui, je ressentais une responsabilité entière et non paralysante. Cette émancipation peut être comparée à celle d'un pilote décollant pour la première fois d'un porte-avion, sachant qu'il sera obligé de revenir, seul, pour l'appontage… Il ressent une profonde émotion mais il sait que si on lui a permis cette action il est nécessairement capable du retour. Quant à moi, j'ai dû attendre la sortie du malade pour être digne de la confiance accordée.

J'ai connu par mes élèves d'autres évolutions majeures de la chirurgie, celle de la chirurgie endoscopique vidéo-assistée puis celle de la chirurgie robot-assistée, toutes respectant le même principe « la parfaite vision » du champ et le contrôle du saignement, qu'il soit veineux ou artériel. Dans cette chirurgie, le chirurgien peut tourner le dos au malade. Il fait face à l'écran où il peut voir ses propres gestes animant pinces, clips ou ciseaux. Pour ceux qui auraient peur, légitimement, d'être opérés par un robot, je leur précise qu'ils seraient opérés par un chirurgien avec un robot ne faisant aucun geste qui ne lui soit ordonné par le chirurgien. Est-ce que l'on arriverait à vendre des robots tondeurs de pelouse s'il fallait en permanence les poursuivre sur le gazon ? Commandé par les doigts du chirurgien, le robot est un outil, certes astucieux, efficace, moderne, onéreux… permettant des gestes plus précis mais l'objectif ultime de la chirurgie du cancer est d'augmenter le nombre de guérisons. Les suites opératoires après chirurgie robotisée sont beaucoup plus faciles pour le malade ce qui est un vrai progrès. Il faut attendre la démonstration d'une augmentation des guérisons. Déjà le progrès technique avait résorbé la plus grande partie de la mortalité opératoire. On n'a pas assez remarqué que si la guérison du cancer colorectal a progressé dans les 50 dernières années, la mortalité opératoire (définie comme la mortalité des 30 premiers jours) a chuté de 10 % à 0,5 % pendant le même temps. C'est considérable comme contribution au progrès.

La mortalité opératoire (du 1er mois) était autour de 20 % pour les pionniers de l'œsophagectomie, dans les meilleures mains, celles d'Ivor Lewis à Londres, de Paul Santy à Lyon, d'Eric

Nègre à Montpellier. Quelle triste situation d'avoir un traitement qui entraîne la mort prématurée d'une personne sur cinq pour en guérir seulement moins de une sur cinq. La seule légitimité reposait sur la certitude que le cancer de l'œsophage tuait, lui, 5 personnes sur 5 et le plus souvent dans l'année du diagnostic. On peine à imaginer aujourd'hui la gravité de ce cancer et sa fréquence. Dans l'intervalle de 10 ans (1958 – 1968) 722 tumeurs de l'œsophage thoracique ont été vues au Centre de Montpellier dont seulement 141 opérables !!! Aujourd'hui la fréquence a chuté de plus de la moitié et le diagnostic est plus précoce.

En 1961 survint une déflagration chirurgicale, Komei Nakayama, un chirurgien japonais de Chiba University, rapportait une longue série d'œsophagectomies avec une mortalité opératoire de 6 % et une survie autour de 50 % !!! Incrédulité des chirurgiens occidentaux… Est-ce la même maladie ? Le même type de malades ? Cherchez l'erreur. Le chirurgien étant par définition quelqu'un qui veut voir, certains vinrent au Japon. A l'occasion des Jeux olympiques de Tokyo de 1964, un tour opérateur américain organisa un voyage « équilibré » entre les 2 villes distantes de 40 km : bloc opératoire de Nakayama à Chiba en matinée et jeux du stade l'après-midi, à Tokyo. Le mystère n'était pas éclairci. Sur des écrans dont la qualité n'était pas celle d'aujourd'hui, on pouvait distinguer 2 opérateurs et 1 aide pour chacun d'eux, donc huit mains. Il y avait un rituel très réglé, peu de commentaires et pas de regard sur les suites opératoires. Était-ce de la virtuosité ? On vantait un programme de dépistage sur ce cancer très fréquent au Japon qui amenait à voir de petites tumeurs et des états précancéreux inconnus en Europe, même si l'on était certain que les grosses tumeurs habituelles avaient été petites antérieurement. Avec le recul du temps, la mortalité opératoire de Nakayama paraît moins suspecte d'embellissement puisqu'elle anticipait celle des années 2000, autour de 5 %.

En fait, la grande innovation apportée par les travaux de Nakayama n'était pas la technique opératoire. Pour la première fois, en chirurgie digestive et de façon aussi nette, la radiothérapie était réalisée avant l'opération et non plus comme traitement palliatif des tumeurs qu'on n'avait pu réséquer.

Jusqu'alors les chirurgiens redoutaient d'opérer sur des tissus irradiés à cause de la fibrose induite par les rayons. Ce qui était proposé était différent. Une radiothérapie concentrée mais courte et la chirurgie dans les jours immédiats, avant que la fibrose ne survienne. Effectivement le geste opératoire n'était pas plus difficile mais les résultats à long terme ne paraissaient pas significativement modifiés. Cette association radio chirurgicale réapparaîtra peu après à Montpellier sur d'autres tumeurs, les cancers du rectum.

Mon parcours initiatique se termina par un séjour de deux mois à Londres au Westminster Hospital dans le service de celui qui préfigurait le « chirurgien cancérologue ». Standford Cade était un émigré russe qui avait réussi une carrière exceptionnelle jusqu'à être anobli par la reine. Cela permettait à toute l'équipe hospitalière dont il était le patron de l'appeler par son prénom Sir Standford comme c'est la coutume et non pas Mister Cade. Il connaissait la chirurgie, la radiothérapie et la chimiothérapie (alors embryonnaire) comme il parlait le russe, l'anglais et le français. Dans son service le roi Georges VI avait été opéré avec succès d'un cancer du poumon et avait offert la table sur laquelle opérait Sir Standford avec l'inscription royale sur le socle. Il prescrivait des associations radio-chirurgicales pour les tumeurs des membres et son premier assistant se spécialisait dans les chimiothérapies par voie intra-artérielle. En salle opératoire Sir Standford était très calme. Il avait une particularité que ses assistants n'avaient pas adoptée. Il attachait une grande importance au lavage du champ opératoire. Il utilisait 10 litres de sérum stérile à la lance d'arrosage comme dans une mini station-service. Quand je l'aidais je portais comme lui des bottes étanches. Il me disait qu'il avait moins d'infection et qu'il ne donnait pas d'antibiotique. Je suivais très régulièrement ses consultations. Au contact de cet environnement très organisé je me sentais prêt à devenir un chirurgien totalement dédié à la cancérologie.

Je serai un chirurgien cancérologue

Habituellement on exerce la fonction de chef de clinique assistant pendant deux ou trois ans. Vers la fin de la deuxième année, Paul Lamarque, radiothérapeute et directeur du centre anticancéreux, me convia pour un entretien. J'avais remarqué qu'il me parlait toujours avec sympathie. M'avait-il déjà identifié comme l'un de ses élèves bien que je sois dans une autre discipline ? C'est ce que m'a confirmé plus tard son fils Jean-Louis devenu mon ami. Pourtant l'entretien commençait mal :
-On me dit que vous tenez bien votre place en chirurgie mais si vous perdiez le pouce droit vous ne pourriez plus être chirurgien.
-Mais pourquoi je perdrais le pouce droit ?
-On ne sait jamais un accident qui vous empêcherait d'opérer. Ce serait bien que vous restiez en cancérologie en ayant une autre discipline à exercer.

Je compris où il voulait m'amener. Il me dit que dans l'avenir il y aurait des chirurgiens très spécialisés en cancérologie et la meilleure spécialisation c'est de connaître l'autre discipline, la radiothérapie. Il ne voulait pas que je me contente d'un diplôme mais que j'obtienne la qualification nationale qui entraîne l'autorisation d'exercer la profession. Il fallait trois ans de stages et de cours mais j'avais déjà deux ans d'ancienneté de stage et je pourrai me présenter dans un an. Effectivement en suivant ses consultations on apprenait la radiothérapie et la cancérologie. À l'époque il y avait un tronc commun pour les deux disciplines radiologie et radiothérapie. J'ai préparé le tronc commun comme il me l'avait conseillé. Le jour de l'examen national à Paris chacune des trois questions posées m'était familière. Cela témoignait que j'avais reçu une bonne formation. J'obtins les deux diplômes et la possibilité de m'installer partout en France comme radiologue ou comme radiothérapeute. Ce qui était beaucoup plus important c'est que j'allais faire mon métier de chirurgien en restant aux côtés de Paul Lamarque avec un attachement qui ne serait jamais en défaut.
Il y eut une suite. Revenant d'un de ses déplacements dont il ramenait toujours quelques nouveautés il me dit qu'il avait vu un chirurgien cancérologue sortir de la salle opératoire et observer

lui-même au microscope la tumeur qu'il avait enlevée. Il se demandait si ce n'était pas intéressant que j'obtienne le diplôme d'anatomie pathologique. Cette fois il ne me parlait plus de mon pouce droit car j'avais déjà deux métiers en réserve. Il a bien voulu admettre que j'avais beaucoup de travail en chirurgie et il n'a pas trop insisté.

Président du Congrès français de chirurgie en l'an 2000

Les chirurgiens m'ont fait un très grand honneur en me désignant comme président du Congrès français de Chirurgie de l'an 2000. Ils ne m'ont pas tenu rigueur que j'ai fait autant de cancérologie que de chirurgie. Pendant ce XXe siècle la chirurgie avait participé aux 2/3 des guérisons obtenues en cancérologie. Elle avait aussi montré ses limites et dans le XXIe siècle elle est heureusement complétée par les armes thérapeutiques nouvelles qui arrivent. Pour autant le chirurgien demeure l'un des piliers de la concertation pluridisciplinaire pour définir le meilleur traitement. Dans mon discours d'ouverture du Congrès, j'ai fait un plaidoyer pour que le chirurgien, malgré la robotique, préserve son humanisme.

« Ce congrès français de chirurgie est le dernier du XXe siècle et nous sommes à quelques jours seulement d'un tournant de l'histoire vers un autre siècle et dans un autre millénaire. Les changements sont également porteurs d'inquiétudes et d'espoirs. Serons-nous capables d'identifier les valeurs modulables et les valeurs éternelles ? Le chirurgien doit s'adapter avec souplesse et intelligence à des situations nouvelles résultant des progrès de sa discipline, mais aussi des progrès des autres sciences, de toutes les sciences, telles la génétique et la biologie moléculaire dont on prédit qu'elles pourraient changer l'exercice médical en l'an 2020. Cette adaptabilité du chirurgien était déjà naturelle face à des constats ou des événements inopinés au cours de l'acte opératoire. Il convient maintenant d'avoir la même souplesse et la même rapidité d'adaptation dans l'évolution des connaissances et des techniques. Par contre ce qui doit rester un socle en chirurgie, c'est la relation de confiance à établir, à

renforcer avec celui qui était hier objet de soins et qui est devenu sujet de soins. La confiance est ce profond sentiment de sécurité, ressentie et partagée qui ne repose pas seulement sur des certitudes techniques ou scientifiques mais qui les dépasse. Il nous revient l'honneur de recevoir une des formes les plus parfaites de la confiance, accompagnée de la perte de vigilance par le sommeil anesthésique. Cette relation de confiance concerne un médecin et une personne et pas seulement un chirurgien et un opéré. Je garde l'espoir que la chirurgie préservera dans l'avenir cette valeur fondamentale et qu'elle demeurera l'une des modalités les plus accomplies d'une médecine humaniste. Octobre 2000 »

Un texte émouvant sur la chirurgie

« Je suis un artisan, je ne conçois pas l'exécution de la chirurgie dans un climat surexcité et hagard, propre à la chirurgie spectacle.
Penché sur une tâche, toute mon attention mobilisée, toutes mes facultés étroitement concentrées, je ressens une sorte de paix des grandes profondeurs : le silence et le calme m'entourent ; la concentration du maître est contagieuse et chacun sait ce qu'il doit faire.
Peu de paroles, pas de gestes trop saccadés, trop précipités. Pas d'inquiétude excessive ni de “stress” inutile : il faut avoir, avant l'intervention, réfléchi aux détails pour ne pas être surpris et improviser le moins possible.
Ainsi, mon esprit est calme et heureux, les battements de mon cœur tranquilles. J'ai l'extrême privilège de pénétrer à l'intérieur d'un corps humain, ceci est chaque fois pour moi un moment de respect et de recueillement, un peu comme à l'entrée d'un temple. Surtout ne pas nuire... Surtout respecter au mieux ce qui est encore sain... Surtout être discret dans cette discussion à l'intérieur de mon semblable, tout remettre en ordre nettement avant de s'en aller ... Car véritablement je n'ai aucun droit sur ce corps entrouvert, mais seulement des devoirs ».

Jean Paul Cachera Président du Congrès français de chirurgie en 1992

Un cancer de l'œsophage bienvenu !

Vers l'âge de 5 ans, échappant à la surveillance de ses parents, Aimable V... avait absorbé une gorgée d'un liquide remisé dans un cabanon de jardin. Il s'agissait d'une solution de lessive de soude pour la préparation des olives vertes. La dangerosité de ce liquide est connue sur tous les rivages méditerranéens, pays de l'olivier. Après la phase très douloureuse d'œsophagite aigüe la cicatrisation laissa une sténose obstruant partiellement la lumière de l'œsophage en autorisant seulement une alimentation liquide ou semi liquide. Pendant son adolescence, il fit plusieurs séjours à l'hôpital d'Alès pour des séances de dilatation par sondes œsophagiennes progressivement croissantes sans jamais retrouver la possibilité d'une alimentation solide. Il supporta courageusement ce handicap et devint mineur de fond dans le bassin houiller des Cévennes à la Grand-Combe, buvant de l'eau, du vin, du lait et passant ses aliments au mixeur.

La cancérisation très tardive des cicatrices de brûlures n'est pas rare. C'est ce qui advint chez Aimable alors qu'il était retraité des Mines. La tumeur assez rapidement obstrua ce qui était un « gicleur » et entraina une sténose complète empêchant la déglutition des liquides. Aimable était un patient sympathique et confiant qui portait bien son prénom. Je lui expliquais que l'intervention, une œsophagectomie, entrainerait la guérison mais également lui apporterait un confort alimentaire dont il n'avait plus le souvenir.
Tout se passa normalement et la reprise de l'alimentation au 7e jour amena les infirmières à organiser une petite cérémonie en son honneur. On lui prépara un morceau de viande, pas très gros, mais justifiant un couteau et une fourchette dont il avait oublié l'usage. Les infirmières l'encourageaient. Lui, avait les yeux brillants et humides. C'est ainsi que le cancer de l'œsophage, dont il a guéri grâce au diagnostic précoce, répara l'accident de son enfance qui avait modifié sa vie.

Les chirurgiens pourraient-ils poursuivre le LANCET en diffamation ?

En 1985 un collègue de Dublin, Peter Sk… a offert aux chirurgiens un bouquet de fleurs particulièrement épineux (Lancet 1985 (p 316-319), florilège :

« Les preuves de l'incurabilité du cancer du sein sont accablantes. La philosophie du dépistage du cancer du sein repose sur l'illusion selon laquelle un cancer précoce est un cancer curable, bien que nul ne sache ce que précoce signifie. Incapables d'admettre leur ignorance et leur échec, les militants du cancer, s'en prennent à présent aux victimes ; elles consomment trop de graisse et ne pratiquent pas l'auto-examen, tardant à signaler les premiers symptômes. Il semblerait qu'aucune femme ne doive mourir du cancer du sein si elle lit les brochures des associations contre le cancer, si elle en tient compte et si elle se fait examiner régulièrement. Adhérer à ces mythes et fuir la réalité c'est miner la crédibilité de la profession médicale vis-à-vis du public… ».
« Prétendre guérir dans des études où la période d'observation post-thérapeutique est brève, c'est-à-dire inférieure à 30, 40 ans, voilà qui est injustifié… ».
« Si nous ne pouvons vaincre le cancer, tâchons au moins de lui en faire voir toutes les couleurs… ».
« Nous pouvons considérer les chirurgiens comme les dinosaures de leur profession, qui tels ces anciens monstres, touchent peu à peu à leur fin car ils ont un trop petit cerveau pour pouvoir faire face à de nouvelles connaissances… ».
Voici les commentaires que j'avais différés jusqu'à ce jour faute de temps.
La première phrase, bien que très courte, contient une grave erreur méthodologique. Une pétition de principe est avancée sans aucun argumentaire « on ne guérit pas le cancer du sein ». De plus le terme de « preuves accablantes » est inapproprié sur le plan scientifique. Il correspond à la criminologie. En cancérologie les niveaux de preuve sont bien hiérarchisés et doivent être documentés dans le texte. Il n'y a aucune étude citée pour confirmer cette allégation.

La possibilité d'observer des rechutes tardives entraîne une légère érosion des guérisons à long terme mais n'efface pas la curabilité du cancer du sein.
L'hypothèse que les dinosaures auraient disparu à cause du poids relatif tête/corps total est fortement contrebattue. Elle est aussi peu crédible que celle d'un tabacologue prétendant que ces animaux du jurassique auraient pris l'habitude de fumer de l'herbe.
Il n'est pas fait référence à des études montrant que le rapport tête/poids corporel est différent chez les chirurgiens et dans la population générale.
La disparition des chirurgiens est une prophétie bien aventureuse car même en l'absence de maladie il resterait à traiter les victimes de traumatismes ainsi que les nombreuses personnes qui veulent paraître plus minces, plus belles, ou simplement plus jeunes. C'est probablement parce qu'ils ont du travail que les chirurgiens n'ont pas réagi aux propos peu confraternels rapportés…

À l'occasion d'un colloque médical à Dublin, j'ai demandé à des collègues de Trinity Collège, où professait l'auteur, si celui-ci avait vu beaucoup de malades dans sa carrière. J'ai obtenu une réponse très évasive. Ce texte de type agressif et pamphlétaire était peut-être écrit pour faire contrepoint à des louanges excessives sur le dépistage. Il est inutile d'embellir une action médicale pour la faire accepter plus facilement. Tous les cancers dépistés ne guérissent pas mais ils guérissent plus souvent que les cancers non dépistés. La réduction de la mortalité est bien prouvée autour de 20 % lorsque le programme recueille l'adhésion de plus de 60 % de la population ciblée.

Le progrès dans la rigueur de sélection des articles soumis à la publication empêcherait la parution de ce texte agressif, sans oublier les risques juridiques. Peu de chirurgiens ont lu ce texte. Ceux qui l'ont lu comme moi ont souri.

Une réanimation hors du temps

L'événement que je rapporte s'est déroulé en 1961 il y a 60 ans. Si l'on remontait encore de 60 ans on se retrouverait à l'aube du XXe siècle dans la Préhistoire de la chirurgie moderne. On peut considérer qu'en 1960 nous en étions au Moyen Âge. Ce que je décris ne serait plus possible actuellement.
J'étais dans ma troisième année d'assistanat en chirurgie et l'équipe tournait bien. Il n'y avait que deux salles opératoires et j'occupais l'une d'elles pour le programme de la matinée.
Soudain Jacques Du Cailar le futur chef de l'école d'anesthésie de Montpellier fait irruption dans ma salle portant dans ses bras un petit garçon de cinq ans opéré du cœur cinq jours plus tôt. « *Il vient de faire un arrêt cardiaque... Il faut que tu le masses... Le cœur va repartir. J'étais présent quand il a fait l'arrêt il y a moins d'une minute* ». À cette époque le massage par voie externe avec choc électrique n'était pas encore validé. C'est pour cette raison que l'enfant était ramené au bloc. Comment faire ? Plus de salle disponible. Je fais placer un grand champ stérile sur mon opéré. Jacques place l'enfant au-dessus et on s'en occupe.
L'équipe d'infirmières va fonctionner de façon remarquable. En un instant, elles sont plus nombreuses dans la salle mais aucune n'est là pour regarder. Je change de gants ainsi que l'interne et le deuxième aide. On nous ouvre de nouvelles boîtes d'instruments. L'anesthésiste continue de ventiler mon premier opéré pendant que Jacques intube le petit garçon et le ventile avec un respirateur portable. Le champ opératoire est vite badigeonné. Je reprends la cicatrice de la thoracotomie. Pas de saignement bien sûr car il y a un arrêt circulatoire total. On me tend l'écarteur costal. Je l'ouvre modérément juste pour passer une main. Je prends le cœur dans la main droite il est flasque, arrêté en diastole. À la deuxième pression le cœur repart... Un bonheur jumeau !... dans ma main et dans ma tête. Le rythme est sinusal d'emblée, sans choc électrique. L'incision de thoracotomie saigne rouge. Dans l'équipe on se regarde cinq secondes mais sous les masques on ne voit pas les sourires, les yeux suffisent .On se doute bien que c'est gagné. Le cerveau n'a pas souffert plus de 3 ou 4 minutes. Maintenant il ne faut pas faire de faute d'asepsie dans le retour car ce que nous avons fait à l'aller n'était pas recommandable.

Ensuite il faut terminer l'intervention qui était déjà commencée mais qui ne présentait pas de temps crucial lors de son interruption. Les suites opératoires ont été simples pour les deux opérés qui ne se sont jamais croisés dans leur vie sauf en salle d'opération. Eric Nègre qui avait opéré l'enfant à cœur ouvert, nous a dit le lendemain que c'était bien. Cela nous a plu, ce n'était pas dans ses habitudes de faire un tel commentaire. C'est lui qui nous avait formés à travailler dans le silence et la discipline. Chacun savait ce qu'il avait à faire. L'agitation n'est pas une forme de mouvement efficace. L'équipe du bloc avait été rapide mais pas agitée.

Un chirurgien doit aussi connaître la médecine

Un journaliste très connu tenait une chronique dominicale dans le grand quotidien régional Midi Libre. Son billet était plein d'humour. Lors de son hospitalisation, au troisième jour post-opératoire, l'interne après sa visite, vint me dire qu'il l'avait trouvé triste et incohérent. Aucun des deux adjectifs ne correspondait au personnage. J'allais le voir, il était bien triste et je n'arrivais pas à entamer une conversation avec lui. Je lui demandai s'il me reconnaissait « *Bien sûr je vous reconnais. Vous êtes François Mitterrand !*». L'interne et l'infirmière souriaient, moi non, je le trouvais sérieux et convaincu. Il s'agissait d'un symptôme, mais de quelle pathologie ? On parlait alors des troubles hydro-électrolytiques post opératoires. Je demandai que l'on vérifie son hydratation et son bilan ionique. Le lendemain matin, soucieux, je commençai la journée en le revoyant. Il était très détendu et souriant. C'était bien lui ! Je lui racontai l'épisode de la veille. Il hésita un long moment… puis il dit qu'il avait voulu plaisanter… À quoi bon le démentir ? Aujourd'hui il faudrait penser à un Accident Ischémique Transitoire (AIT) qui peut 1 fois sur 3 précéder un Accident Vasculaire Cérébral beaucoup plus grave. Malgré la méconnaissance du diagnostic, il n'y a pas eu de suite à cet accident vasculaire méconnu.

Quand on est trop près on voit moins bien

Un jeune syrien était venu à Montpellier accomplir ses études de Médecine, attiré par le prestige de notre Faculté et par le soleil. Au cours de la première année, il présenta un ganglion dans le cou révélateur d'un cancer du corps thyroïde. Il reçut le traitement standard : thyroïdectomie totale et prise d'iode radioactif. Je n'eus pas de peine à le convaincre qu'il était guéri. Il lui suffisait de consulter ses manuels. La variété histologique de la tumeur, dite papillaire, est très hautement curable. La seule servitude est la nécessité d'un traitement substitutif à vie. Ce traitement est quotidien. Après quelques ajustements initiaux un contrôle annuel de l'équilibre thyroïdien est le plus souvent suffisant.

Je l'avais perdu de vue mais il frappa un jour à la porte de mon bureau pour me demander de l'aide. « *Je suis maintenant en 4e année, jusqu'ici j'ai obtenu tous mes examens et mes stages hospitaliers... mais cette année je ne suis pas content de mes épreuves. Je me sens fatigué physiquement et intellectuellement. Ce n'est plus comme avant. Faut-il me faire un nouveau bilan ?* »
Je le regardai, assis face à moi, les gestes lents, l'air abattu, la face un peu arrondie, la parole traînante, les paupières lourdes, en surpoids de plusieurs kilos par comparaison avec le jeune étudiant dynamique opéré lors de sa première année de médecine. Je l'examinai pour vérifier l'absence de rechute mais le diagnostic s'imposait :

– « *Il s'agit d'une insuffisance thyroïdienne par une posologie trop faible du traitement substitutif. Ce n'est rien de grave. Il faut adapter le traitement et tout redeviendra comme avant.*
– *J'aurais dû venir vous voir bien avant l'examen... Je n'ai pas pu défendre mes chances... Je n'avançais pas.*
– *C'est normal. Dans l'hypothyroïdie il y a aussi une frilosité intellectuelle. Quand sont donnés les résultats ?*
– *En fin d'après-midi après la délibération du jury. C'est la peur qui m'amène.*

– Bien, puisque j'ai créé l'hypothyroïdie, je vais voir ce que je peux faire ».

Dès sa sortie j'appelle le président du jury à la Faculté. Il n'était pas encore entré en séance. Je lui expose que je suis responsable d'avoir parlé de guérison… mais pas assez de surveillance… Je m'efforce avec le plus de tact possible, de regretter que mes collègues médecins chez lesquels il effectuait ses stages n'aient pas diagnostiqué plus tôt une hypothyroïdie aussi manifeste et pédagogique. Il est vrai qu'il changeait de stage toutes les 6 semaines alors que pour moi c'était plus facile après un éloignement de 3 ans… Mes collègues n'avaient pas eu de recul. La Faculté de Médecine de Montpellier dans laquelle il avait choisi d'être formé avait été prise en défaut … Pour moi il méritait un bonus de 2 à 3 points par rapport à la moyenne. Mon collègue me remercie et me dit qu'il allait ouvrir la session du jury, sans ajouter un seul mot sur ma proposition. Il était lui-même professeur de médecine interne. Peut-être se sentait-il concerné ?

NAS… a été reçu. Les délibérations étant secrètes, je n'ai pas cherché à savoir s'il était passé haut la main ou s'il avait bénéficié d'une légère assistance. Il est devenu un excellent confrère très dynamique.

Un ami de Marcel PAGNOL orateur du Congrès de Chirurgie

La tradition du Congrès Français de Chirurgie veut que le Président, lors de la séance inaugurale, invite un orateur de son choix : poète, écrivain, sportif, personnalité politique. Tout est possible à condition que l'invité ne soit pas chirurgien. Président du Congrès, j'ai choisi l'écrivain Raymond Castans, ancien directeur de *Paris Match* et ami de Marcel Pagnol. Voici quelques extraits de son discours :
« *Puisque le moment est venu, qu'il n'y a plus moyen d'y échapper, allons-y... C'est ce que se disent en pensée vos*

patients à la minute cruciale où ils vont vous confier ce qu'ils ont de plus précieux : eux-mêmes...
... Mon brillant confrère Bruno Frappat disait de vous : celui qui tient entre ses mains le destin de ses semblables est à placer au-dessus des acteurs, des ingénieurs, des footballeurs... des footballeurs champions du monde ??? Je souscris totalement à son classement !!!
... Un jour mon maître et ami Marcel Pagnol me dit : quand tu as en scène un personnage qui, pour les besoins de l'action, doit gagner du temps, fais-le parler de son métier. Quelqu'un qui parle de son métier est toujours bon... Je suis certain, Mesdames, Messieurs les chirurgiens, que si vous pouvez avoir un étudiant distrait à votre cours, dans un dîner en ville tout le monde vous écoute... ».

Raymond Castans nous parle de son métier à Paris Match… des journalistes J. Pierre Pedrazzini tué à Budapest, de Jean Roy à Suez... des trains de marchandises de papier à amener pour les 3 millions d'exemplaires lors de la mort du Général de Gaulle. « J'*ai vu naître une institution, la conférence de presse. Elle a eu ses grands moments. Elle a donné au Général de Gaulle la possibilité de montrer qu'il était un homme de spectacle exceptionnel avec son fameux... Et maintenant je vais répondre à une question qui, au fond de la salle, ne m'a pas été posée* ».

Et il conclut...je dirais en médecin...« *parler aux gens de ce qui les intéresse est fondamental. Mais pour savoir ce qui les intéresse vraiment, il faut les écouter. Je suis fier d'avoir participé avec la Ligue aux États généraux des malades... Ma conviction profonde est que la réussite de votre métier commence à l'écoute des malades. Tous ont quelque chose à vous dire. Prêtez-leur l'oreille et avec... le cœur* ».

Une tumeur ovarienne rare contée à la façon d'Alphonse Daudet

J'ai admiré un collègue de Grenoble, Yves Malinas gynécologue-obstétricien, remarquable enseignant, écrivain fécond avec un sens aigu de la description clinique. Il excellait à illustrer les diagnostics et les situations sous forme de fables ou de contes. L'une de ses plus célèbres leçons est intitulée *« La tante des frères Carbassou »*. Il empruntait au style d'Alphonse Daudet en paraphrasant l'entame du célèbre conte « *La chèvre de Monsieur Seguin* »… « *Ah ! Quelle brave femme c'était, la vieille tante des frères Carbassou !* ». Cette tante à héritage avait des vignes et une bergerie. Elle était moribonde avec une tumeur ovarienne et un épanchement pleural. Elle paraissait condamnée lorsque ses trois neveux l'accompagnèrent à la ville consulter un chirurgien. Celui-ci découvrit en l'opérant un syndrome très rare mais réconfortant : une tumeur bénigne appelée fibrome ovarien. La pleurésie, déjà constatée par la percussion du thorax de la vieille tante, n'était pas métastatique mais simplement réactionnelle. Elle disparut après l'ablation du fibrome. Cette association, appelée syndrome de Meigs (en France Demons-Meigs) est connue de tous les chirurgiens viscéraux mais plutôt par les livres et peu l'ont rencontrée. La conclusion est heureuse, l'ablation facile entraîne la guérison rapide et totale.

La chute de la leçon de Malinas est très colorée « *Pauvres frères Carbassou ! Ils ne l'ont toujours pas la vigne ni la bergerie de la garrigue… Je les vois tristes devant leur absinthe au café des Platanes, perdus dans un rêve de vignes et de moutons. Le croirez-vous Monsieur, lorsque passe devant eux le chirurgien… vous savez celui qui a tapé dans le dos de la vieille… toc ! toc !… et y a trouvé de l'eau… eh bien Monsieur ! Ils ne le saluent même pas…* ».

J'ai eu l'occasion de parler avec Malinas d'une version occitane de son conte provençal. Au début des années 1970 j'ai reçu en consultation une ancienne étudiante de mon année de médecine devenue médecin généraliste. Elle présentait une tumeur de l'ovaire avancée avec épanchement péritonéal et pleural. J'avais remarqué par contre un état général très bien conservé. Nous avons parlé avant l'intervention de diverses éventualités diagnostiques et thérapeutiques. Pour clore une conversation assez triste pour elle, je lui dis : *« Il ne faut pas oublier le syndrome de Meigs »*. Elle a simplement souri.

Lors de l'intervention je découvris, au fond du pelvis, une tumeur arrondie, bien limitée, mobile, reliée au péritoine pelvien par un pédicule facilement sectionné. Cette tumeur cliniquement bénigne était d'un rouge presque vif, couleur très insolite dans l'abdomen mais que j'aurais pu reconnaître avec beaucoup de réflexions… Il m'a fallu attendre l'examen anatomo-pathologique « T*issu thyroïdien, variété rare de dysembryome* ». Ma collègue d'études a repris très vite sa profession médicale, pensant peut-être que j'avais réellement flairé le syndrome de Meigs. Certes j'y avais pensé en prononçant le nom mais sans trop de conviction. Quand j'ai terminé de raconter ce fait clinique à Malinas, il m'a montré que rien ne pouvait l'étonner.
« *Oui, me dit-il, les anciens appelaient cette tumeur, le goitre ovarien !* ».

Un baroudeur contre le cancer

C'est l'un des plus étonnants consultants que j'ai connus. Voici comment il se présente.
« *J'ai 80 ans, je suis un mercenaire. J'ai connu des guerres et diverses actions périlleuses. J'estimais que j'avais bien vécu et même suffisamment vécu. Je voulais finir mes jours comme Hemingway. Mais voilà un fait nouveau. Mon médecin m'a fait comprendre que j'avais un cancer très probablement. Il m'a adressé à vous. J'attends de vous la vérité totale ; si j'ai un cancer vous me le dites… pas de simagrées ni de contorsions. Si j'ai un cancer et que je puisse guérir, je ne mettrai pas fin à mes jours car j'aurais encore un combat à mener* ».
Il me regardait mais j'hésitais à répondre car je réfléchissais à ses intentions réelles. Je l'ai regardé encore un moment et j'ai su qu'il était sincère… « *Oui Monsieur, vous avez un cancer mais il est opérable et le combat en vaut la peine* ».
« *Je vous remercie et j'accepte d'être traité. Maintenant j'ai une autre chose à vous demander. Mon fils est comme vous, professeur de chirurgie dans une faculté de médecine. Il va certainement vous appeler car il sait que je viens vous voir. Vous lui direz qu'il vienne après l'intervention, juste une demi-journée*

car il doit s'occuper de ses malades avant tout. Il n'a pas à perdre trop de temps pour moi ».
« Bien. Je vous remercie de comprendre que c'était très difficile pour moi de vous opérer sans parler à votre fils. Sauf si c'était votre volonté formelle ».
L'ablation d'une tumeur intrathoracique s'est déroulée normalement. Son fils est venu le voir et j'ai pu parler un moment avec lui. Dans le domaine de la chirurgie du rachis et de la traumatologie, c'était l'un des chirurgiens français les plus connus. J'ai constaté qu'il avait la même détermination que son père.

Je n'étais pas au bout de mes surprises. Quelques mois plus tard, quand l'opéré revint en consultation, il m'apporta un sac de voyage en cuir qui pouvait être un sac de baroudeur. À l'intérieur du sac il y avait un message.
« *Monsieur, six semaines après votre opération, je me suis testé en allant plonger autour du Cap d'Agde pour récolter des moules. Par prudence, je n'ai pas dépassé 3 ou 4 mètres de profondeur mais je peux vous rassurer... votre cicatrice est étanche* ».

Barthélemy ou la confiance illimitée

Barthélemy était un ami de mon père et il m'avait toujours tutoyé. Son prénom lui suffisait, il était le seul à le porter à Florensac. Il était passé tout près de la mort en 1942 car il avait agressé violemment un soldat de l'armée d'occupation. Il avait été jugé et déporté dans un camp de concentration. Il avait survécu puis il était revenu au village après la Libération... Quand il entre dans la salle de consultation, il dépose une valise sur le sol.
« *Bonjour je viens te voir, on m'a trouvé une tumeur dans la main* ». En fait ses amis, après un repas trop arrosé, lui avaient fait croire à une tumeur par une mauvaise plaisanterie.
« *Ils m'ont conseillé de venir te voir assez rapidement. moi je ne la vois pas, ils m'ont dit dans la main droite* ; *toi tu la trouveras* ».
J'examine la main de Barthélemy, je ne vois rien d'anormal.

« Je peux te rassurer je ne vois rien, sois tranquille. Mais pourquoi as-tu amené cette valise ? »
« Si tu m'avais opéré, j'aurais raté le car pour le retour et j'aurais dû coucher à l'hôpital ».
J'étais sidéré. Je ne lui ai fait aucun commentaire sur ses amis, seulement des amabilités pour lui.

Ma consultation la plus étonnante

Il est sétois et se prénomme CÉSAR. La consultation sera digne de Marcel Pagnol. J'avais entendu parler de lui autour de l'étang de Thau comme d'une personnalité folklorique mais je ne l'avais jamais vu. Quand il entre dans la salle, il demande à me parler seul. L'infirmière sort un moment avec le sourire.

- *« Bonjour, j'ai demandé un rendez-vous de consultation mais je ne suis pas malade, je viens chercher votre aide pour une difficulté car on m'a parlé de vous.*
- *Eh bien ?*
- *Voilà, je veux me remarier.*
- *Pourquoi venir me le dire ?*
- *Parce que je me suis déjà marié à l'église la première fois et que ma compagne tient à être mariée à l'église.*
- *Mais pourquoi suis-je concerné ?*
- *J'ai écrit au Pape, pour une dispense. Il ne lira même pas ma lettre. Si vous écriviez un petit mot j'ai pensé que ce serait mieux.*
- *César c'est absolument impossible ».*

Il n'est pas allé plus loin. Il avait anticipé mon refus. Je pense qu'il était satisfait de pouvoir dire à sa compagne à son retour « M*aintenant j'ai fait ce que je voulais faire, il ne nous reste plus qu'à nous marier à la Mairie !!! »*.

Paroles de consultants

« Si c'est une bonne nouvelle, il faut que ce soit vous qui me l'annonciez... À la réflexion, si c'est une mauvaise nouvelle, je pense qu'il faut que ce soit vous également ».

« Je lui ai demandé : pourriez-vous me donner, avec leur accord, le nom de personnes qui ont eu ma maladie. Cela me ferait du bien d'en parler avec eux ». Réponse d'un médecin plutôt, distrait ou maladroit (?) : *« Je n'ai pas en tête le nom de personnes qui puissent encore en parler... ».*

« Ma fille me donne du souci. Je voulais qu'elle soit danseuse, elle veut devenir médecin ».

« J'ai bon moral, vous pourriez me dire que cela ne va pas, je ne vous croirais pas ».

« Dans ma mémoire, vous êtes davantage gravé que Vercingétorix ».

CANCÉROLOGIE CLINIQUE

Admettons que l'on guérisse 60 % des patients atteints d'une tumeur à un même stade d'évolution grâce à un traitement reconnu internationalement comme le meilleur. Ce traitement de référence est appelé traitement standard. Il faut autant se préoccuper des patients « défavorisés » parce qu'ils n'ont pas le traitement de référence que des patients « favorisés » inclus dans un protocole de recherche. Il est aussi important d'annuler les pertes de chance que d'ajouter d'autres chances de guérison. Plus simplement les deux objectifs sont complémentaires.

Ce qui permet d'identifier le meilleur traitement c'est le passage du dossier médical dans une Réunion de Concertation Pluridisciplinaire (RCP). Quand cette réunion fonctionne bien il ne s'agit pas d'une cordée pilotée par le chef mais d'un groupe dont le leader est interchangeable en fonction du dossier. Il s'agit d'une déviance si les cancérologues non chirurgiens définissent entre eux le traitement et confient ensuite le malade à un chirurgien en bout de chaîne comme s'il était un simple prestataire de service. Il faut que chacun assume la partie la plus difficile de sa spécialité : la contre-indication. Seul un chirurgien peut dire que le malade n'est pas opérable et seul le chimiothérapeute peut définir qu'il n'y a pas d'intérêt pour le malade à recevoir une chimiothérapie. La circulation des dossiers médicaux facilite les échanges mais la juxtaposition des avis n'est pas suffisante. Il y a des cas relativement simples qui ne demandent pas beaucoup de discussions. C'est l'honneur de la cancérologie d'avoir également à traiter des cas difficiles et pas seulement au niveau des rechutes. Il est alors nécessaire d'avoir en unité de temps et de lieu un échange organisé, documenté et contradictoire. Le chirurgien qui était premier de cordée il y a 50 ans ne doit pas devenir un simple exécutant. Il est dans le groupe et il tient sa place dans le seul intérêt du patient.

Les aphorismes d'Hippocrate en cancérologie

L'art est long, la vie est brève, l'expérience trompeuse, l'occasion fugitive, le jugement difficile (traduction fréquente).

Hippocrate a donné son nom au cancer par l'évocation d'un crabe lors de l'atteinte du sein. La maladie est déjà décrite dans le papyrus d'Edwin Smith daté, ou recopié, 3 ou 4 millénaires plus tôt. Dans ce document la description clinique est détaillée et la conclusion concise : « il n'y a pas de traitement ». Hippocrate, père de la Médecine occidentale, a résumé dans ses aphorismes sa conception de l'art de traiter. On peut hésiter à écrire l'art de guérir. S'il y a dans cette forme d'expression un sens aigu de la synthèse, elle réduit par contre le domaine de la nuance et de l'imagination. L'École de Médecine de Montpellier, la plus ancienne d'Europe en exercice, s'est placée sous la bannière hippocratique en frappant le sceau « Olim Cous nunc Monspeliensis hippocrates » autrefois Hippocrate était à Cos maintenant il est à Montpellier. Sur le fronton du bâtiment historique on peut lire « é techné makré » l'art est long, qui rythme les aphorismes suivants. Pour le corps enseignant et pour les étudiants, le nom d'Hippocrate n'est pas lié seulement au serment clôturant la soutenance de Thèse mais à un ensemble de valeurs humanistes à maintenir.

L'ART est long. L'exercice médical n'est pas un art comme la peinture ou la musique. Un artiste crée une œuvre avec sa personnalité, son talent, son inventivité. Un médecin exerce un métier dont les bases sont acquises par le savoir accumulé par ses prédécesseurs. S'il veut innover dans la thérapeutique, il est soumis à des règles scientifiques et à des contraintes éthiques et morales. Le cœur de sa profession n'est pas l'art mais l'efficacité au service d'une personne en difficulté. Il peut montrer son affectivité, son empathie dans la relation avec les patients et leurs proches s'il respecte toutes les règles de sa profession qu'il faut bien appeler un métier. Il est dans l'apprentissage permanent d'une science, *« celle que toute une vie ne suffit pas à maîtriser »* (Goethe). Mon collègue Jean Rioux proposait une autre version de l'aphorisme, traduisant makré par grand et techné par métier.

Ce n'est plus l'art est long mais le métier est grand, plus grand que ceux qui doivent le servir. Respecter le métier c'est continuer à le connaître et à l'approfondir. Ce qui est grand est long à atteindre. Les deux versions se rejoignent à travers les efforts pour acquérir la maîtrise de l'exercice médical.

La VIE est brève. Pas seulement parce que l'espérance de vie était très inférieure à ce qu'elle est actuellement. Il faut constater qu'à cette époque on ne guérissait guère que les maladies « non spontanément mortelles ». Les grandes infections, les blessures profondes, les tumeurs n'avaient pas plus de traitement que sur le papyrus d'Edwin Smith. L'art de guérir était plutôt l'art d'accompagner les guérisons par évolution spontanée. Les survivants des grandes épidémies n'avaient pas reçu de traitements dirigés contre le bacille de la peste ou le vibrion cholérique. Ils n'avaient pas été traités, ils avaient reçu des soins, ils avaient survécu.
L'art de guérir n'a pas été l'aboutissement de la vie d'un homme mais de celles de milliers de découvreurs, anatomistes, biologistes, bactériologistes virologistes qui ont avancé dans la lutte contre les maladies infectieuses et parasitaires. Ces maladies ont été vaincues au cours des siècles l'une après l'autre, comme une ville conquise bloc par bloc par des combats de rue. Au 19e siècle le cancer est bien là avec ces maladies, un peu en retrait, du fait d'une espérance de vie courte. Trois circonstances vont le faire émerger comme le fléau du XXe siècle. La guérison progressive des maladies infectieuses, l'essor de la chirurgie[1]* pour traiter les traumatismes profonds et le doublement de l'espérance de vie.

L'EXPÉRIENCE trompeuse. C'est l'aphorisme le plus surprenant. Il est difficile d'imaginer qu'il condamne l'expérience par un a priori défavorable. Dans toutes les professions la répétition des difficultés rencontrées accroît les chances de pouvoir les maîtriser. Dans la chirurgie robotisée la courbe d'apprentissage est très démonstrative de l'importance de

---

[1] L'unique progrès thérapeutique issu des deux désastreuses guerres mondiales.

la répétition des gestes. Qu'il s'agisse d'un pilote de ligne ou d'un chirurgien être expérimenté apparaît comme une sécurité. Cependant dès qu'apparaissent des facteurs humains dans une prise de décision l'expérience n'est plus suffisante. Est-elle pour autant trompeuse ? Il faut interpréter qu'elle peut tromper celui qui se fierait uniquement à elle en négligeant d'autres critères, psychologiques, sociétaux, éthiques… Une autre interprétation de l'aphorisme conviendrait mieux, l'expérience est incertaine, insuffisante. Cela est d'autant plus vrai si l'on se réfère à l'expérience d'un seul. Le cancérologue n'existe plus actuellement en une seule personne (Pierre Denoix). L'expertise collective, d'une équipe, d'une société savante, d'experts nationaux et internationaux augmente considérablement la pertinence du savoir et du savoir-faire.

L'OCCASION fugitive. L'occasion de guérir est prompte à s'enfuir surtout dans les maladies infectieuses. J'ai connu la mort par péritonite appendiculaire de jeunes enfants par la faute d'un retard à l'intervention. Contrairement aux idées reçues il n'y a pas d'urgence en cancérologie, ou très peu et reliées indirectement à la tumeur : hémorragies, occlusions. La précipitation à agir ampute le temps de la réflexion et de l'identification précise de la tumeur et de son agressivité dont dépendra le traitement. Il n'existe plus un cancer du sein, un cancer du poumon… mais des sous-groupes de ces localisations avec des caractéristiques biologiques différentes. Deux étapes nécessaires seront supprimées par la notion d'urgence : l'enquête précise de l'extension de la tumeur et de ses caractères biologiques et l'indispensable Réunion de Concertation Pluridisciplinaire (RCP) pour définir le plan thérapeutique. Des pertes de chance de guérison peuvent survenir si le premier traitement engagé n'est pas le plus approprié.

Le JUGEMENT difficile. Dans l'art de guérir l'instant de la décision thérapeutique représente le jugement rendu en réunion pluridisciplinaire. Comment décider alors que les traitements sont de plus en plus nombreux et les associations thérapeutiques complexes ? Cet aphorisme a conservé sa force. Parfois deux traitements peuvent avoir le même résultat en termes de taux de guérisons et le « jugement » repose sur la nature des séquelles qu'ils entraînent... Un intervenant majeur est arrivé dans la dernière décennie du XXe siècle. Il s'agit de la personne soignée, passée d'objet de soins à sujet de soins et parfois partenaire de soins. Cette implication n'est pas réservée à l'acception d'un protocole de recherche qui requiert une information approfondie préalable à la signature d'un consentement éclairé. C'est maintenant la norme. L'information doit faire partie du traitement. Elle n'est pas une énumération de type préventif, des complications potentielles mais un exposé clair d'un plan thérapeutique personnalisé pour obtenir une adhésion dans la confiance. Au fil des dernières décennies j'ai vu passer le cancérologue d'un climat de confiance décrétée *« Il faut faire cela »* à un climat de confiance méritée *« Je vous propose ce traitement comme étant le plus efficace ».* Cette deuxième situation respecte les valeurs essentielles de la médecine et sécurise la personne soignée.

Pour conclure : **L'art est long** mais la cancérologie a davantage besoin de très bons artisans que d'artistes. **La vie est brève** et l'évolution des connaissances à renouveler est encore plus rapide. **L'expérience individuelle est incertaine**, elle doit s'appuyer sur des savoirs collectifs. **L'occasion est fugitive** mais le temps de la réflexion doit être préservé. **Le jugement est difficile**, c'est bien le cas de la décision thérapeutique. Elle doit être clairement proposée à une personne soignée pour un cancer.

Paul Lamarque le premier cancérologue de Montpellier

Né en 1894 Paul Lamarque a 20 ans quand débute la première guerre mondiale. Il montre son courage en la traversant au front, obtenant la croix du combattant et la médaille interalliée. Il avait fait ses études à Bordeaux. Il rappelait parfois qu'il était joueur de rugby titulaire au Stade Bordelais Université Club. L'année 1923 est une année de convergence. Le même arrêté ministériel qui crée le centre anticancéreux de Montpellier nomme le jeune agrégé de physique médicale, venu de Bordeaux chef de service

adjoint de ce Centre, il en sera le Directeur en 1949 après Emile Forgue chirurgien. Il le restera 24 ans.
Il est le premier cancérologue radiothérapeute de Montpellier et le fondateur de l'École qu'il va amener à un très haut niveau. Il ne se contente pas d'être un bâtisseur dynamique portant la capacité d'hospitalisation de 50 à 150 lits il est aussi un chercheur créant de nouvelles techniques et de nouveaux appareils. Il comprend qu'un véritable centre de cancérologie ne peut reposer seulement sur un plateau technique de radiothérapie et de médecine nucléaire. Il va développer une activité chirurgicale forte. Il fait venir Claude Romieu comme chef de service de chirurgie. Puis il observe qu'un autre agrégé de chirurgie n'a pas de service à l'hôpital public et doit opérer uniquement en chirurgie de ville. Cela pouvait arriver avant la création des CHU, les agrégés devaient attendre qu'un poste hospitalier se libère. Ce chirurgien s'appelait Éric Nègre. Paul Lamarque lui offrit l'hospitalité opératoire. C'est ainsi que j'ai participé aux débuts de la chirurgie thoracique et cardiaque à Montpellier, jusqu'à la création d'un service spécialisé.

Pour s'ouvrir ainsi aux autres il faut être très fort dans sa propre discipline. Paul Lamarque l'est. Ses ouvrages sont le livre de chevet des jeunes radiothérapeutes français. Il franchit le pont, en réalité un pont-levis, qui séparait alors les sciences dites fondamentales et les sciences cliniques. Il n'est pas cantonné devant ses machines. Il est un grand consultant avec des consultations restées célèbres. Il exige la présence à ses côtés d'un chirurgien et d'un autre radiothérapeute. Il crée ainsi une pluridisciplinarité de terrain avec unité de temps et de lieu, préfigurant la concertation pluridisciplinaire du plan cancer. Son esprit d'ouverture l'amenait en dehors de France, incitant tous ses élèves à sortir pour apprendre ailleurs que sous sa propre égide. Comme beaucoup de pionniers des rayonnements il est mort de la maladie qu'il avait combattue. Pendant plus de 40 ans le Centre de cancérologie de Montpellier a porté son nom en devenant le Centre Val d'Aurelle-Paul Lamarque.

Les consultations en cancérologie

J'ai pu observer l'extrême variété d'une consultation médicale selon la pathologie considérée. À Carmaux dans le Tarn pendant 3 semaines d'été, j'étais chirurgien assistant, remplaçant l'un des deux titulaires, dans la clinique des mines Sainte-Barbe. J'ai reçu un sportif présentant une luxation de l'épaule. Qu'amène-t-il ? Une luxation de l'épaule... Ce n'est pas rien, mais... quelle est sa préoccupation principale ? *« Quand pourrais-je rejouer ? ».*
Quand je recevais une femme ou un homme de 50 ans porteur d'une tumeur je me trouvais dans un autre monde. Le consultant n'apporte pas avec lui seulement une tumeur. Il amène parfois sa vie, ses enfants, son angoisse. La question qu'il se pose est celle à laquelle chacun de nous n'aime pas réfléchir trop longtemps « *Que vais-je devenir ?* ».
La tumeur ne peut pas être détachée de la personne. Consulter un médecin c'est lui faire confiance, la confiance se mérite et n'est plus systématiquement reliée à la profession. Une consultation en cancérologie doit être le partage de la confiance entre deux personnes pour créer une autre confiance dans l'avenir. Je n'écris pas sur ce sujet pour donner des recommandations encore moins des leçons. Chaque médecin consulte avec ce qu'il est lui-même. Jouer un rôle n'a pas de sens. Quand je dis que j'ai beaucoup appris des malades ce n'est pas une simple formule. Balint a écrit que le médecin lui-même était le premier médicament. Le consultant que vous recevez est le premier même si vous avez vu des centaines de tumeurs identiques. Il faut connaître le consultant et pas seulement la tumeur.
Dans les ouvrages médicaux on procède par ordre l'interrogatoire, l'examen clinique, l'examen du dossier. J'essayais d'instaurer d'emblée un dialogue en évitant les longs monologues médicaux. Le silence est seulement fait pour recueillir la parole du malade car le consultant mérite une écoute très attentive. Sans l'écoute et le regard vous ne pouvez pas être dans une vraie relation interpersonnelle. J'évitais de dire des choses importantes ou graves en consultant un dossier. On peut dire en regardant une mammographie qu'un nodule est bénin. Il n'est pas possible d'évoquer un diagnostic de tumeur sans regarder le visage d'une personne.

Quand le diagnostic est déjà connu lors d'une consultation d'orientation thérapeutique on ne peut pas toujours aller jusqu'à la description d'un programme personnalisé de soins bien défini. Les consultants comprennent très bien la nécessité du recueil de renseignements complémentaires pour définir des sous-groupes thérapeutiques. Le temps différé pour une décision collégiale pluridisciplinaire est généralement bien accepté. On peut cependant tenir compte des responsabilités familiales et professionnelles pour situer le traitement dans une perspective générale.
J'avais soin de prendre congé en laissant le patient dans la salle en discussion avec l'infirmière de consultation où la secrétaire médicale. Il y a tellement de précisions à obtenir sur les dispositions à prendre. Cela convient s'il y a un plateau technique de consultation. Je l'utilisais et je consultais rarement dans mon bureau.
Une situation particulière est celle du partage de la décision thérapeutique quand deux traitements donnent des résultats équivalents. La proposition de donner le choix au patient n'est pas toujours bien perçue si elle n'est pas nuancée. Elle peut susciter l'étonnement comme s'il s'agissait de transfert de la responsabilité de la décision. Très souvent la question survient » *mais que feriez-vous pour quelqu'un des vôtres ? »* J'expliquais que ce n'est pas la meilleure façon de choisir dans un contexte émotionnel. Les critères de décision peuvent être la longueur du traitement, la différence des contraintes qu'il impose et des séquelles qu'il peut entraîner. Le choix prend alors une tonalité personnelle. J'ai connu beaucoup de méthodes recommandées pour faciliter le partage de la décision j'ai constaté que leur efficacité dépendait du temps consacré aux explications autant qu'à la méthodologie elle-même. Mieux expliquer le traitement fait partie du traitement.
La proposition d'une chimiothérapie en complément d'un traitement principal est assez fréquente avec l'objectif de réduire le risque de rechute. Il convient alors d'exposer que l'on n'a pas de certitude que le traitement soit indispensable mais qu'il y a une forte probabilité qu'il soit utile. Ne pas le proposer au patient serait une faute. Jeter l'anathème comme un prophète de malheur si l'on ne vous écoute pas n'est pas une attitude médicale. Le

temps consacré à l'entretien est essentiel comme l'absence de pression exercée. Le consultant doit ressentir que vous voulez l'aider et que vous n'êtes pas dans le respect de quelques dogmes auquel vous seriez assujetti. Il m'arrivait de dire à un consultant que son refus me paraissait légitime, compte tenu des raisons personnelles exposées. Parfois, c'est lui qui me surprenait, en répliquant *« Finalement je crois que je vais suivre votre avis »*.
La situation est très différente s'il s'agit d'un refus de tout traitement pour une tumeur potentiellement curable. La volonté du patient doit toujours être respectée, mais on ressent un sentiment d'échec. Au début des années 1960 je n'ai pu convaincre les parents d'une adolescente porteuse d'une tumeur de l'humérus d'accepter un traitement. On ne guérissait alors qu'un ostéosarcome sur 4 ou 5, la chirurgie était mutilante et le traitement a été refusé. J'étais culpabilisé par ce refus comme responsable de la perte de chance. J'ai appris qu'il y avait une souscription organisée par les voisins et les amis pour financer un séjour de la famille aux Philippines. C'était le temps où des *« chirurgiens aux mains nues »* avaient une réputation magique. L'enfant est morte quelques mois plus tard. On ne saura jamais si elle pouvait guérir, mais je ne l'ai jamais oubliée.
Les consultations dites de révisions ont lieu tous les 6 mois ou tous les ans. Elles sont très souvent de tonalité positive, sauf découverte d'une rechute. C'est dans ces conditions que j'ai souvent consulté à Mende à Béziers et à Perpignan, au temps où commençaient à s'installer des équipes solides.
J'étais aussi présent dans les salles de consultation que dans le bloc opératoire. La richesse des rapports humains dans les consultations permet de garder l'empathie malgré les souffrances que l'on peut côtoyer. Pour que l'émotion génère de l'énergie il ne faut pas être submergé par elle. C'est la seule façon d'être disponible pour le consultant qui va se présenter ensuite.
Je disais aux internes qui m'accompagnaient parfois dans les consultations *« Dépassez les livres où l'on vous parle d'interrogatoire, d'inspection et de palpation. laissez l'interrogatoire aux enquêteurs. L'interrogatoire médical c'est l'écoute et la parole. L'inspection c'est le regard, et la palpation c'est le contact. Faites en sorte que le consultant ressente que*

vous allez vraiment vous occuper de lui La consultation est essentielle pour la confiance dans le soin ».
Malgré l'attention que l'on porte à un consultant on ne répond jamais totalement à son besoin d'information et de sécurisation, mais il faut s'efforcer de lui porter toujours assistance.

Le courage des personnes atteintes de cancer

On m'a souvent interrogé sur le courage des malades. Ce que j'ai constaté ne peut se réduire à une seule phrase « Oui, les malades sont courageux ». Mais d'abord quel est le sens profond du courage ? Être fort moralement ? Ne pas avoir peur ? Mais quel malade n'a pas peur ? Le contraire de la peur est-il la bravoure ou la témérité ? On ne demande pas à un malade d'être téméraire. Il suffit qu'il ait moins peur du traitement que de la maladie. L'attitude face à la maladie est révélatrice de cette notion immatérielle qu'est la personne. Il n'y a pas deux personnes semblables et des jumeaux monozygotes peuvent différer selon l'éducation qu'ils reçoivent. Pour l'opinion est courageux celui qui lutte et qui fait front, mais chacun a une façon personnelle de mobiliser ses forces. Le même malade peut aussi alterner des phases d'espoir et de découragement. Le simple découragement n'est pas toujours un manque de courage mais parfois une pause dans la lutte. Des malades m'ont dit que certaines nuits sont très longues entre doutes et réflexions. Il n'est pas possible d'être courageux et confiant à temps plein, et il faut respecter le rythme de chacun. Le rôle du médecin et celui du soignant dans une équipe n'est pas seulement de traiter mais de soigner, de parler, d'écouter, de soutenir et d'accompagner. Il n'est pas toujours indispensable d'avoir un bon moral pour guérir. Il est inutile pour le malade de ressentir autour de lui un excès de compassion amollissant. Je ne porterai aucun jugement de valeur en décrivant la diversité des situations que j'ai observées.

Voici celui qui parle de son combat avec véhémence. Il peut avoir été ministre ou homme d'affaires ou les deux. Il a toujours eu un auditoire et son aptitude au combat est viscérale. Il faut que chacun sache, par les télévisions et par la presse, qu'il reste un combattant dans l'épreuve. Pourquoi pas ? Assurer cela lui donne des forces à lui, mais peut encourager d'autres malades. La maladie a pu affaiblir son corps mais pas sa volonté. Il est courageux avec fierté car il lutte pour une bonne cause. Saluons-le. Ce n'est pas simplement une personnalité mais aussi un personnage. Les femmes ont un courage moins véhément mais aussi profond. Elles étaient largement majoritaires pour briser le tabou du cancer.

Il y a l'attitude de la personne qui écrit un livre sur sa maladie, son traitement et sa convalescence comme une revanche à prendre. Comme une thérapie complémentaire. Le désir d'apporter un témoignage utile à d'autres malades est une idée généreuse souvent associée à une volonté de sortir la maladie de soi-même en l'exorcisant. J'ai été amené plusieurs fois à écrire une préface à de tels ouvrages. Celui de Jocelyne, la cévenole qui a livré dans le détail les épisodes de sa lutte contre deux cancers du sein dans *« L'espoir à vif »*[2]. Elle a été pionnière en 1982 pour témoigner dans un long documentaire d'une chaîne nationale. J'ai écrit également pour Bernard, un narbonnais sportif de la voile. Après son traitement, il est parti seul sur son voilier. Son livre est un journal de bord de 15 jours rempli de latitudes et de longitudes soigneusement enregistrées. Le soir sous la nuit étoilée il ne scrutait pas le surgissement des étoiles nouvelles comme les découvreurs du nouveau monde, mais il voyait grandir l'espérance. Quand il est revenu à son port d'attache, il avait jeté son cancer par-dessus bord.

Peu de livres en France ont atteint le tirage de ceux de David Servan-Schreiber. Ce médecin diplômé en neurosciences s'est vu apposer un profil exclusif de défenseur des médecines douces et non conventionnelles, alors que son apport scientifique est beaucoup plus complexe. Je peux témoigner sur son parcours cancérologique sans participer aux controverses du domaine neuro-psychiatrique. Je l'ai reçu à mon domicile en décembre 2007 et nous avons longuement échangé. Les méthodes qu'il enseignait sont pour lui préventives ou retardataires des rechutes

[2] Jocelyne Blanquet « L'espoir à vif » 1990. Livrenpoche.com

à l'issue des traitements anticancéreux éprouvés. Elles sont également génératrices d'une meilleure qualité de vie. Il m'avait fait part de ses craintes d'être incompris. La phase qu'il m'a dite résume tout : *« Si je ne guéris pas, on dira que mes conseils n'ont aucune valeur. Si je guéris, on oubliera que j'ai été opéré et que j'ai reçu de la chimiothérapie »*. Il a été l'un des premiers à insister sur le conseil nutritionnel et l'activité physique adaptée.

J'ai vu des malades mener, au contraire, une vie de repli sur eux-mêmes dans l'intervalle des chimiothérapies pour amortir la fatigue des jours succédant à la cure. Ils préfèrent concentrer leurs forces sur l'objectif essentiel du traitement. Pendant les intervalles ils restent dans le cercle familial et prennent un peu de distance avec les amis ou les collègues de travail. Cet égocentrisme me paraît différent de l'égoïsme. Ils attendent de redevenir forts pour affronter la vie de tous les jours. D'autres sont réellement abattus et le soutien psychologique d'un professionnel, psychologue, psychiatre… est plus fréquemment sollicité qu'il ne l'était auparavant. La prévention de ces troubles justifie le recours aux soins de support disponibles à l'intérieur des établissements et à l'extérieur. La Ligue s'est beaucoup investie dans ces activités très diversifiées : relaxation, soutien nutritionnel, activité physique, socio-esthétique. Des ateliers d'écriture, de théâtre, peuvent aider à renforcer la solidarité avec d'autres malades dont le parcours a des points communs. On est parfois rassuré de ne pas être trop différent des autres.
J'ai vu des patients qui ont affronté leur cancer avec agressivité, optant délibérément pour des traitements plus lourds mais plus rapides pour en terminer le plus tôt possible avec leur maladie. C'est le cas des personnes qui choisissent, en toute connaissance de cause, l'ablation totale du sein de préférence à des traitements multiples mais conservateurs du sein. Ce choix d'apparence déconcertante mais mûrement réfléchi surprend parfois les équipes soignantes.

Une question fondamentale souvent présente est celle de l'importance réelle du « moral ». Ce mot relie la combativité et l'espoir de guérir. La combativité favorise la compliance au traitement ce qui est un premier effet positif. Mais y-a-t-il autre chose ? Une alchimie entre le cortex, le diencéphale et les sécrétions hypophysaires ? Toutes les études ne sont pas concordantes avec l'un des premiers travaux, celui de Basil A. Stoll à Londres au siècle dernier, concluant que la survie était meilleure dans le groupe « agressivité » que dans le groupe « résignation ». Ce n'est pas encore une certitude mais les neurosciences sont en pleine expansion et les données continuent à s'accumuler pour objectiver ces mécanismes.

Le meilleur support de la combativité est le cercle familial. Il apparaît essentiel et ne doit pas revêtir une forme hyper-protectrice. Le premier niveau de la famille est le couple. J'ai entendu bien des réflexions sur ce sujet. La maladie et en particulier le cancer du sein détruirait les couples. C'est exagéré. Il faut nuancer les situations. Le cancer peut affaiblir ou rompre ce qui était déjà faible mais il peut aussi renforcer ce qui était solide. La famille et tous les proches n'apportent pas seulement un soutien. Ils apportent également une motivation. Les malades ne luttent pas pour eux seuls, ils luttent aussi pour ceux qu'ils aiment et qu'ils veulent garder. Cela va bien au-delà de la volonté d'être digne du regard des autres sur eux-mêmes. J'ai vu des personnes atteintes me demander instamment de rassurer leur conjoint, et leurs enfants car cela leur permet de mieux affronter les traitements.

Pour ma vision de la cancérologie je conclus par l'affirmative : *« Oui ! Les malades ont du courage ! ».* Ce n'est pas le courage de celui qui va au-devant d'un danger et qui le provoque comme un défi. C'est le courage plus simple, plus basique de celui qui décide d'affronter un danger bouleversant le cours de la vie. Quand le danger est ressenti comme vital il provoque un sursaut existentiel propre au règne animal, l'instinct de survie. L'homme est capable d'anoblir ce reflexe en le confortant et parfois en le sublimant par des convictions éthiques, morales ou religieuses qui sont le « propre » de l'ÊTRE humain. La survie fait partie intégrante de la vie. L'un de mes amis, passionné par les arbres, m'a rapporté joliment que cela peut aussi exister dans le règne végétal. Des arbres frappés de maladie peuvent fleurir à profusion comme si les fruits à venir contribueraient à maintenir l'espèce menacée par leur propre déclin.

Le cancer est à la fois révélateur et mobilisateur de nos profondes ressources et chacun les exprime avec sa personnalité.

Une révolution méconnue : l'opération Standard Options et Recommandations

Ce qui va suivre est l'une des grandes évolutions de la cancérologie qui n'a pas été identifiée à sa juste dimension. Comme dans tout changement majeur il y a eu un avant et un après. J'ai rappelé que dans les années 1970 il y avait des options thérapeutiques personnalisées non pas sur le malade ou sur la tumeur mais sur... le prescripteur lui-même. Celui-ci pouvait avoir une autorité réelle mais ses travaux n'étaient pas systématiquement confrontés à un savoir collectif. J'ai connu cela en chirurgie. Je cite en exemple la gastrectomie pour ulcère très fréquente en 1960. C'est clair, on enlève une partie de l'estomac mais ensuite il faut rétablir la continuité digestive entre le moignon gastrique restant et l'intestin. C'est alors qu'apparaît le facteur personnel de la décision. On peut choisir la technique opératoire dite de Finsterer, de Billroth I et même de Billroth II ou une autre. Transposons cette diversité dans les protocoles de chimiothérapie. L'un des premiers utilisés pour le cancer du sein était le protocole de Bonadonna (Milan). Il a été la référence pendant des années, ensuite il a été modifié par substitution d'autres molécules mais dans une démarche strictement scientifique. Vous proposez un autre protocole ? C'est d'accord mais à condition que vous prouviez que les malades en retirent bénéfice en nombre de guérisons ou en nombre de rémissions ou en qualité de vie. Cela n'est plus dépendant de la notoriété du prescripteur ni de celle de l'hôpital où il exerce. Il est important d'être convaincu mais il est plus important de convaincre les autres. Voilà que s'ouvre un nouveau domaine celui des niveaux de preuve. Il convient de rassembler des pièces à conviction comme dans une enquête judiciaire. Une hiérarchie des niveaux de preuve aboutit à un sommet qui est le consensus mondial sur

un traitement défini comme le meilleur au monde et qu'on appellera traitement standard. Ne pas appliquer un traitement standard peut entraîner une perte de chance de guérison. On tient compte également des pathologies concomitantes, cardiaques, rénales interdisant l'application rigoureuse du standard. La cancérologie s'adresse à une personne soignée pour une tumeur et ne concerne pas une tumeur isolée d'une personne. Une autre éventualité de ne pas appliquer le traitement standard est de s'engager dans un protocole de recherche pour améliorer le standard lui-même. Celui-ci est alors utilisé comme le bras témoin de comparaison avec le traitement que l'on présume plus efficace. La démarche est appelée médecine basée sur des preuves, EBM (Evidence Based Medecine) des anglo-saxons.
Son application à la cancérologie en France fut une grande aventure pour la Fédération des Centres de lutte contre le cancer. En 1993 deux directeurs de Centre, Thierry Philip et Dominique Maraninchi, entrèrent dans le bureau de la fédération et s'investirent avec conviction dans la démarche. Thierry Philip devait piloter ce programme transféré à l'Institut National du Cancer en 2008. En juillet 1993 une sorte de commando de 4 cancérologues… 2 chimiothérapeutes Philip et Maraninchi, un radiothérapeute Pierre Bey et un chirurgien Jacques Dauplat, partirent pour Bethesda, siège du National Cancer Institute (NCI). Ils amenaient chacun une petite valise. À leur retour ils avaient chacun besoin d'une grande valise pour ramener leurs documents, car il n'y avait pas encore la révolution numérique. L'accès à la bibliothèque du NCI fut facilité par l'entremise d'un médecin franco-américain dynamique, James Goldberg. Il avait fait ses études médicales à Montpellier et se disait souvent mon élève. Il ne s'agissait pas de piller une bibliothèque mais d'approfondir la méthodologie du recueil des preuves et de prendre quelques exemples notamment pour les cancers du sein. Ce recueil fut très fructueux et permit de bâtir un projet pour définir les Standards de traitement, les Options thérapeutiques quand un standard n'est pas encore établi et les Recommandations (SOR). Il convenait donc de résumer l'état du savoir à un moment donné et d'y ajouter le processus permettant une actualisation des données issues des publications scientifiques.

La même année 1993 ce projet devint un programme prioritaire de la Fédération des Centres sous la responsabilité de Thierry Philip avec le docteur Béatrice Fervers[3] comme maître d'œuvre. Afin de garantir la qualité des informations la méthodologie des SORS s'est inscrite rapidement dans plusieurs projets de recherche européens et dans une collaboration avec les équipes canadiennes de l'Université de McMaster à l'origine du concept de l'Evidence Based Médecine.
L'année 1995 fut décisive car la qualité du programme attira tous les acteurs de la cancérologie française dans une coopération au bénéfice de la qualité de soins. Ces experts bénévoles sont venus de la fédération de cancérologie des CHU, de la fédération de cancérologie des centres hospitaliers et de la fédération de cancérologie privée. Les groupes de travail représentaient des lieux de rencontres collégiales pour des spécialistes de discipline et de structure de soins diverses. Le sociologue des organisations, Patrick Castel[4], a montré l'impact des SORS comme démarche scientifique et collective et son rôle fédérateur des acteurs au-delà des appartenances institutionnelles.
En 2008, au moment du transfert du programme vers l'Institut du cancer, il avait produit plus de 300 publications sur les recommandations thérapeutiques soit 54% de l'ensemble des recommandations françaises. Lors d'un contrôle de la Cour des comptes sur la Sécurité sociale en 2000 le programme a été reconnu d'une très grande utilité pour les malades et la contribution financière de la Ligue a été jugée particulièrement opportune.
En participant à un changement fondamental de la prescription thérapeutique en cancérologie le programme SOR a également contribué au changement sociologique des rapports soignant-soigné. La Fédération des Centres et la Ligue contre le cancer ont permis une transposition des recommandations thérapeutiques dans une rédaction proposée aux patients et construite avec la participation des patients eux-mêmes. Ces publications appelées « SORS PATIENTS » ont fait l'objet d'une présentation très

---

[3] Pr Béatrice Fervers Université de Lyon et Centre Léon Bérard

[4] Patrick Castel Social Studies of Sciences 2009, 39

applaudie lors des 2e États généraux des malades et des proches organisés par la Ligue en 2000.

Quel traitement guérit le plus de cancer ?

La réponse est sans importance car il ne s'agit pas de hiérarchiser les disciplines de la cancérologie J'ai toujours dit que le traitement le plus important était la pluridisciplinarité. Ce qui est essentiel c'est le progrès global des traitements. Il a amené les taux de guérison de 40 % à 60 % entre 1980 et 2015. Peut-on situer l'évolution des diverses disciplines dans cette progression ? Nous avons pour cela un point de repère établi par le National Cancer Institut des États-Unis au début des années 1980. Son directeur Vincent de Vita a publié une étude portant sur 356 000 patients atteints de cancer toutes localisations confondues et guéris suivant le critère de « vivants à 5 ans sans rechute« . Sur le total des guérisons 62 % était obtenu par la chirurgie seule, 25 % par la radiothérapie seule ou associée à la chirurgie, 9 % par la chimiothérapie associée à la chirurgie et 4 % par la chimiothérapie seule. Depuis cette date toutes les disciplines ont progressé. La chirurgie est devenue moins mutilante et reconstructive. La radiothérapie cible mieux les tumeurs en préservant les tissus sains. La chimiothérapie est dotée de nouvelles molécules chaque année. Les traitements ont également bénéficié des progrès majeurs emmenés par d'autres disciplines fondamentales comme la biologie, permettant de mieux définir des sous-groupes avec des traitements différents.
Peut-on envisager maintenant une estimation répondant en miroir à celle du NCI en 1980 sur le thème : quel traitement guérit le plus de cancers ? Je n'ai pas trouvé d'étude suivant la même méthodologie. Les travaux du groupe des registres des tumeurs en France sont une source de renseignements essentielle sur la fréquence des tumeurs, les traitements suivis et la survie. À la recherche de la pluridisciplinarité j'ai consulté, dans le Registre des cancers de l'Hérault[5] la survie de 2 200 cancers du sein dont 1 600 de taille inférieure à 2 cm. Ils ont été enregistrés sur les

[5] Registre des tumeurs de l'Hérault Dr Brigitte Trétarre, registre.tumeur@wanadoo.fr

années 2011 à 2013 et observés sans rechute après 5 ans. La chirurgie a été utilisée dans quasiment 100 % des cas, la radiothérapie dans 85 %, l'hormonothérapie dans 72 % et la chimiothérapie dans 35 %. Chaque patiente a reçu en moyenne 3 traitements. À 5 ans la survie sans rechute est de 91 % pour l'ensemble du groupe et de 99 % si les ganglions ne sont pas atteints. On pourrait s'étonner d'avoir autant de traitements avec un pronostic supérieur à celui de bien d'autres tumeurs, mais des remarques majeures s'imposent.

On ne peut pas se contenter de 91 % de bons résultats car cela signifie qu'une femme sur dix ne guérit pas, alors qu'il y a 58 000 nouveaux cas annuels de cancer du sein en France. La recherche des associations thérapeutiques doit donc se poursuivre.

Un autre progrès est l'amélioration de la qualité de vie et la réduction des séquelles. Le traitement a été conservateur du sein dans 86 % des cas contre 14 % d'ablations du sein. Il y a 50 ans la proportion était inverse.

J'ai parlé d'une tumeur où la pluridisciplinarité domine. Qu'en est-il des tumeurs à pronostic plus sévère comme les cancers du poumon. On savait ce que voulait dire inopérable il y a 30 ans. Maintenant les traitements associés progressent ainsi que les résultats. Pour des cancers « marginalement opérables » il est prouvé que l'on guérit mieux avec deux ou trois cures de chimiothérapie avant l'opération. Le service d'oncologie thoracique du CHU de Montpellier s'est distingué pour la promotion en France de cette association. L'une de mes patientes en a bénéficié. Elle présentait une tumeur pulmonaire du lobe supérieur gauche avec une métastase unique dans la surrénale gauche. Après 3 cures de chimiothérapie au CHU elle a subi dans le même temps une lobectomie pulmonaire et une surrénalectomie. En 2020 elle est sans rechute et pratique du sport. On peut parler d'un coup de chance. Il fallait la saisir. On peut réellement parler de guérison après 23 années.

La pluridisciplinarité ira encore plus loin et entraînera une évolution qui se dessine déjà grâce à la biologie et à la génomique tumorale. On aura de meilleurs résultats avec des thérapeutiques mieux personnalisées permettant d'amplifier une évolution majeure de la cancérologie du 21e siècle : la désescalade thérapeutique. Sur des formes bien identifiées par leur plus faible agressivité le traitement optimal ne sera plus le traitement maximal. Guérir davantage de tumeurs avec moins de traitement, voilà une belle perspective.

L'histoire d'Odile Schweisguth, pionnière de la cancérologie des enfants

Au début des années 1960, Odile était une jeune chef de clinique de médecine qui cherchait sa voie après plusieurs stages dans les hôpitaux parisiens. Pendant sa formation, elle avait été marquée par son passage dans les services de cancérologie de Villejuif. Les tumeurs osseuses et les leucémies de l'enfant évoluaient le plus souvent d'un seul tenant, la plupart des enfants mouraient en quelques mois et la charge émotionnelle des médecins, des infirmières et des soignants était le reflet atténué de celle des familles. Odile décida de consacrer sa vie professionnelle et sa vie tout court à créer un service spécialisé pour les cancers de l'enfant, ceux-ci étant dispersés jusqu'alors dans les services d'adultes.
Dans ce nouveau service, on allait regrouper les enfants, spécialiser les chimiothérapies, faire agir la solidarité entre les enfants, entre les familles, entre les soignants, et les soignés. Au fil des années on guérit un enfant sur quatre, puis un enfant sur deux puis deux sur trois. Odile avait un impact extraordinaire sur les enfants qui, la voyant matin et soir, considéraient qu'elle était permanente dans le service. Grâce à elle, une nouvelle spécialité prenait forme, la cancérologie infantile ou onco-pédiatrie. De jeunes cancérologues français ou étrangers faisaient des stages dans son service. Elle enseignait à l'hôpital et pas à la Faculté.
En 1995, bien après sa retraite, les nombreux élèves qu'elle avait formés étaient répartis en réseau dans 32 des plus grandes villes françaises. Il fut décidé d'organiser, à l'occasion du cinquantenaire des Centres de Lutte Contre le Cancer, le « jubilé d'Odile ». Elle avait quitté la capitale, tirant un trait définitif sur sa vie professionnelle. Elle vivait dans une ferme du Morvan, à 10 km de Saulieu, seule, n'ayant eu, disait-elle, ni le temps ni l'occasion de se marier et d'avoir des enfants à elle. J'étais alors

président de la Fédération des Centres et j'acceptais la mission de la décider à venir une journée à Paris. Ce n'était pas une personne à se laisser convaincre par un coup de téléphone. J'arrivai donc en voiture un dimanche matin dans sa ferme. Dans sa cuisine, manches retroussées, elle faisait des confitures. Elle m'opposa d'abord un refus ferme et poli. Je m'installai à côté d'elle et je m'intéressai à la confiture remplissant quelques pots pour me donner une bonne contenance Je lui expliquai que ses élèves avaient calculé qu'en trente années, elle et eux, avaient guéri suffisamment d'enfants et d'adolescents pour remplir aux trois quarts le stade du Parc des Princes. Toute sa vie remontait… sans gloriole… Ses enfants avaient grandi mais lui écrivaient toujours. L'un d'eux avait acheté une ferme voisine dans le Morvan, comme maison de campagne, pour ne pas trop s'éloigner d'elle. Je lui disais que ses élèves seraient nombreux pour la revoir. Le 30 septembre 1995 elle était à Paris pour le cinquantenaire des Centres. Elle fit un exposé en présence de la ministre de la santé Elisabeth Hubert et reçut avec le sourire une très longue ovation.

Comment certains cancers ont-ils évolué au cours des décennies ?

Le cancer de l'estomac était le plus fréquent en France et dans le monde en 1960. Ensuite la fréquence a commencé à régresser de 2 à 3 % par an à cause de l'arrivée du réfrigérateur supprimant la pullulation microbienne sur les aliments conservés qui transformait les nitrates en nitrites et nitrosamines. Le progrès technologique a aussi du bon. Le coupable a été identifié : la bactérie hélicobacter pylori à l'origine des gastrites précancéreuses. La mortalité régressait fortement par réduction du nombre de cas alors que la létalité[6] demeurait inchangée. Aujourd'hui ce cancer est la 9e cause de décès par cancer en France car la létalité a régressé elle aussi par l'utilisation de la chimiothérapie avant la chirurgie. L'essor de l'endoscopie a

[6] Le taux de létalité est le nombre de décès par rapport au nombre de cas. La mortalité est le nombre total des décès non rapporté au nombre de cas.

permis le dépistage des états précancéreux gastriques. La suppression des nitrites et nitrosamines dans l'alimentation contribuera à la régression de ce fléau du XXe siècle.

Le cancer du col de l'utérus concerne des femmes souvent jeunes. Il est précédé par un état précancéreux accessible au dépistage qui permet de découvrir 3 fois sur 4 un cancer pré-invasif appelé in situ. Cette forme est traitée par ablation simple du col de l'utérus sans hystérectomie. L'origine virale de ce cancer est bien établie. Elle a valu le prix Nobel au virologue Zur Hausen (Heidelberg) et permet la vaccination préventive de l'infection par le papilloma virus, supprimant le facteur de risque majeur. La mortalité a reculé de 3 000 décès annuels à moins de 1 000. Elle devrait encore chuter si le dépistage, devenu programme national, et la vaccination sont mieux observés.

Le cancer de l'ovaire est le deuxième cancer de l'appareil génital féminin après les cancers de l'utérus. Une seule fois sur quatre seulement il est diagnostiqué à un stade précoce. La base du traitement est la chirurgie. Le pronostic est influencé par une exérèse initiale complète. Au stade avancé de diffusion intra-péritonéale les rechutes sont fréquentes avec des épisodes d'occlusion intestinale. La chimiothérapie était peu efficace jusqu'aux années 1975. Arrive alors une molécule, le cisplatine, qui peut donner des rémissions tumorales complètes. J'en ai observé lors des réinterventions avec disparition des signes de carcinose péritonéale sans même qu'existent les cicatrices des anciens foyers disparus. Mais toutes les tumeurs ovariennes ne sont pas platino-sensibles. Le pronostic restait bloqué au-dessous de 50 %. Or voici qu'arrive une nouvelle chimiothérapie issue de l'oncogénétique. Les PARP ont tenu la vedette lors du congrès mondial, de l'ASCO en 2018 à Chicago. L'espoir repart à la hausse car on n'avait jamais retrouvé une telle efficacité depuis 40 ans.

Dans les années 1960 les patients atteints de cancer du testicule décédaient le plus souvent dans l'année du diagnostic. Maintenant ils guérissent à plus de 95 %. L'effort majeur porte sur les réductions des séquelles et le retour à une vie sociale et

familiale normale incluant la possibilité de procréer avec un prélèvement de sperme pré-thérapeutique. J'ai vécu une observation à peine croyable par la soudaineté du résultat. Un jeune médecin de 30 ans était hospitalisé en période pré-terminale avec des tumeurs rétropéritonéales et médiastinales volumineuses, entraînant de vives souffrances par compression nerveuse. Le diagnostic d'origine était incertain, la tumeur à point de départ inconnu étant très indifférenciée. L'apparition d'un ganglion sus-claviculaire gauche signait la rapidité de la diffusion tumorale mais donnait la possibilité d'un nouveau prélèvement pour une nouvelle identification anatomo-pathologique. Le diagnostic en fut bouleversé : « aspect tumoral compatible avec un dysembryome testiculaire ».Il s'agissait d'une tumeur qui avait commencé sur un résidu embryonnaire de testicule dans l'espace rétropéritonéal c'est pourquoi le diagnostic clinique n'avait pas été fait. Tout basculait ! J'étais tellement surexcité que je demandai à être tenu informé du jour et de l'heure où commencerait le traitement. Je passai dans la chambre à 18 h alors que la perfusion de cisplatine avait été mise en place à 16 h. Le patient me dit en souriant qu'il était beaucoup mieux calmé qu'avec la morphine. Avec mon tempérament excessif de languedocien j'étais transcendé car il me précisa que l'amélioration était perceptible dès la 20e minute de la perfusion alors qu'il était sous morphine depuis 2 semaines !!! Je savais qu'il allait guérir. Quelques semaines après la fin de la chimiothérapie, il persistait au scanner une masse de 10 cm de diamètre autour du rein gauche. L'équipe médicale décida qu'il fallait faire l'exérèse de ce reliquat, source possible de rechute. Je consacrai plus de trois heures à l'ablation d'un bloc fibreux dans lequel l'anatomo-pathologiste ne retrouva pas de cellule tumorale active. La chirurgie n'est pas toujours glorieuse. Le patient, redevenu médecin, connut une belle carrière interrompue seulement par la retraite.
Lance Armstrong a défrayé la chronique. Convaincu de dopage, il a été un sportif déloyal. Si des produits illicites ont terni ses victoires il ne faut pas oublier qu'il était polymétastatique dans les poumons et le cerveau. C'est le platine qui lui a permis de remonter sur un vélo, et non l'érythropoïétine (EPO).

Ainsi le cancer du testicule est devenu l'un des premiers cancers chimio-curables mais un autre, peu fréquent, l'avait précédé, le chorio-épithéliome utérin. Cette tumeur étrange naît dans l'utérus aux dépens du placenta lors d'une grossesse menée à son terme ou non. C'est donc en quelque sorte une « tumeur greffée ». Il est assez logique qu'elle ait répondu à la chimiothérapie, déclenchant le rejet de cette sorte de greffe. Le résultat est tellement spectaculaire que l'on n'en parle plus beaucoup.

Ce qui a beaucoup changé également c'est la façon dont on a encadré, sur le plan de l'éthique médicale, les tentatives thérapeutiques autrefois incontrôlées. Il était temps et la loi Huriet Sérusclat imposant deux choses essentielles, l'information et le recueil du consentement, a même débordé sur la pratique médicale hors recherche. Il n'y a pas de raison que les malades traités hors recherche ne soient pas informés. J'hésite à écrire ce qui va suivre et je me demande parfois si certaines tentatives thérapeutiques inconsidérées des années 1960 n'étaient pas plus proches du XVIe que du XXe siècle. C'est ainsi que fut rapporté un essai de greffe de cancer dans un pénitencier de l'Ohio (in revue « Cancer »). Pour tester les possibilités d'immunothérapie dans un cancer agressif, le mélanome malin de la peau, on rechercha des volontaires chez les prisonniers. On en trouva une cinquantaine auxquels on proposa une réduction de 50 % de leur peine. Comme les peines sont cumulables et peuvent dépasser 100 ans, cela demanda une réflexion préalable des prisonniers. On injecta par voie intraveineuse des cellules de mélanome malin humain, puis l'on constata qu'aucune tumeur n'avait été transplantée[7]. Cette expérimentation qui finit à l'époque dans une revue médicale se terminerait aujourd'hui devant un tribunal. En réalité elle ne serait même pas envisageable. Il a fallu attendre des dizaines d'années pour que le mélanome devienne accessible à l'immunothérapie dans environ un tiers des cas. Cette tumeur

[7] Ce rejet par le système immunitaire a donné lieu à une interprétation psychanalytique étonnante. Si les prisonniers de l'Ohio ne firent pas de cancer c'est qu'ils n'en avaient pas besoin. Ils s'estimaient suffisamment punis donc déculpabilisaient. Michel Moirot « Origine des cancers » 1985 p74

est tellement agressive dans les formes métastatiques que les cellules tumorales peuvent traverser la barrière placentaire. J'ai observé deux cas de mélanome malin transmis de la mère à l'enfant pendant la grossesse. Dans l'un des cas, l'enfant porteur de la tumeur décédait quelques jours après sa naissance. Dans l'autre cas une réaction immunologique (portée par les antigènes du père ?) se déclenchait spontanément, entraînant la guérison de l'enfant.

Mais l'évolution la plus remarquable concerne les tumeurs de l'enfant. Ces tumeurs ne sont pas rares et atteignent chaque année environ 500 enfants par tranche de 5 ans, (1 à 5 ans, 5–10 ans, 10–15 ans). Quand j'ai commencé la cancérologie on guérissait un enfant sur cinq. Aujourd'hui on guérit 83 % des enfants atteints (chiffres de l'INCa 2017). La vitalité des cellules cancéreuses, plus grande chez l'enfant, s'est retrouvée comme une faiblesse quand sont arrivées des chimiothérapies efficaces contre les proliférations cellulaires. Les cancers de l'enfant me paraissent emblématiques sur 3 points :

- nulle part en cancérologie la souffrance de la famille n'est autant présente, lancinante et diffuse dans la parentèle ;
- en aucune circonstance il ne faut autant pondérer un traitement avec les séquelles physiques et sociales qu'il peut induire. C'est un domaine électif de la désescalade thérapeutique pour guérir avec le moins d'effets secondaires possibles ;
- enfin, c'est bien le domaine où l'on ne pourra jamais se contenter de très bons résultats tant que la victoire ne sera pas totale. À quoi sert de parler de progrès importants dans ce domaine à des parents qui perdent leur enfant de 8 ans d'une leucémie ?

La cancérologie dans les médias

Les médias sont une source importante d'information en cancérologie. Beaucoup de familles se sentent concernées par la maladie d'un parent, d'un proche ou d'un ami. Dans les journaux paraissent de bons articles documentés, informatifs, écrits par des journalistes médicaux ou scientifiques. Pour certains médias, parmi lesquels les réseaux sociaux, l'objectif est différent. On recherche plutôt l'évènementiel ou l'innovation. Une information peut être pertinente mais sans évoquer l'intervalle de temps nécessaire à son intégration dans la cancérologie au lit du malade. Il y a plusieurs années que le dépistage du cancer par une prise de sang est annoncé (cellules circulantes ou fragments d'ADN tumoraux). Ce dépistage va arriver mais il n'est pas encore en pratique quotidienne, faute d'un niveau de preuve suffisant de la valeur d'un test positif ou négatif.

Une avancée dans la connaissance fondamentale ne débouche pas immédiatement dans un progrès thérapeutique mais à terme c'est un pas dans le progrès du savoir-faire. Il y a 30 ans que le gène du rétinoblastome a été découvert. On n'a pas encore trouvé la manipulation génétique le rendant inopérant. Il provoque un cancer héréditaire de l'œil chez le jeune enfant. On ne le guérissait que par l'énucléation[8]. Maintenant avec le dépistage du gène du rétinoblastome, dans la famille où l'on a observé un cas, on sait que l'enfant va être atteint. On surveille les deux yeux, quand la tumeur apparaît un faisceau de rayons très précis la détruit. On sauve ainsi l'enfant, l'œil et la vision. Il y a une étape pour agir entre prédire et éviter.

L'un des pics d'audience est le Journal télévisé de 20 heures (JT). C'est la place de l'immédiat. L'on se projette dans une actualité parfois brûlante. J'ai vécu un jour cette épreuve en 1999. J'étais invité par 4 journaux télévisés car des informations erronées circulaient sur la Ligue. Je suis intervenu dans les trois premiers sujets du journal de 20h. J'ai pris soin de faire quatre interviews séparés car si vous êtes cernés par les caméras on peut croire que vous sortez d'une garde à vue ou que vous avez perdu le Tour de France sur abandon. Il n'y a pas eu de suite observable.
Quant à l'information sur Internet, la Haute Autorité de Santé a renoncé dès 2013 à valider les sites trop nombreux On peut trouver que le venin du scorpion bleu de Cuba est anticancéreux. Cela n'est pas plus étonnant que découvrir que la terre est plate.

---

[8] Le cas le plus connu est celui de l'inspecteur Colombo

Il est préférable de consulter les sites des associations habilitées à lutter contre le cancer comme la Ligue, ou celui de l'Institut National du Cancer.

Plaidoyer pour le partage des tâches ménagères

Le 16 janvier 2018, le Journal médical américain sur les maladies respiratoires publie une étude de l'université de Bergen (Norvège) concluant que les tâches ménagères, familiales ou professionnelles, entraîneraient un déficit de la fonction respiratoire égal à la consommation d'un paquet de cigarettes par jour pendant 20 ans.
Le 19 janvier à 3h 59, une alerte passe sur ma messagerie destinée à attirer mon attention. Merci à Internet de veiller sur mon sommeil en me maintenant dans l'actualité ! L'étude traite de l'insuffisance respiratoire et ne mentionne pas le cancer. S'agissant de cigarettes, il y a longtemps que les géants de l'informatique ont relié les mots clefs cigarette et cancer, et me voilà destinataire. Je suis donc préparé à attendre le rebondissement médiatique de cette étude. Je ne suis pas déçu mais tout est terminé le 24 janvier sauf pour les hebdomadaires, une information ensevelissant l'autre. Dans cette communication en forme de pic d'audience éphémère, je relève un titre attractif « Les produits ménagers aussi dangereux que les cigarettes ?». Cela intéresse toutes les personnes qui font des tâches ménagères mais pas seulement. Les fumeurs peuvent penser que fumer n'est pas plus grave que faire des travaux ménagers, lesquels n'ont jamais été interdits… ou bien je fume mais j'évite les tâches ménagères donc je divise le risque. Bon ! Il faut s'arrêter c'est très complexe. La vague médiatique s'est déjà retirée. Le sable est sec.
Mes recommandations personnelles : ne pas oublier le savon noir et les microfibres et modérer l'utilisation de spray. Il faut attendre que l'étude soit commentée par des scientifiques. Est-elle suffisamment puissante ? Pourquoi les hommes qui font les mêmes travaux n'ont-ils pas le même risque ??? Les hommes sont invités à partager les tâches ménagères puisque dans l'étude le risque n'est pas apparent chez eux.

Je veux terminer de façon plus scientifique. Une étude norvégienne conclut que les tâches ménagères induisent chez les femmes une insuffisance respiratoire égale à celle produite par l'usage d'un paquet de cigarettes/jour pendant 20 ans. Cette étude pose des interrogations car il n'est pas noté le même effet chez l'homme et le groupe témoin est trop faible. L'étude *n'a pas* démontré *qu'il y ait* un risque pour les hommes, et non pas l'étude *a* démontré *qu'il n'y a pas* de risque pour les hommes. Observez la différence. Quand rien ne va mal peut-on dire que tout va bien ? Donc avec cette étude on ne peut ni rassurer les hommes ni inquiéter les femmes, sauf s'il y avait confirmation par des études avec des niveaux de preuve plus robustes.

Normal ou pathologique ?

Etre normal serait trop uniforme au sens d'être conforme à une moyenne normative, ce qui reviendrait à n'avoir rien d'exceptionnel ni de différent… Or, la génétique nous apprend au contraire que chaque être est différent à l'exception des jumeaux homozygotes. Être normal serait donc plutôt être en conformité avec les lois de la nature ou de la science. Encore que…
Galilée fut considéré comme dangereusement anormal lors d'une célèbre « conférence de consensus » à Florence en 1633 sur la gravitation universelle. Le président de cette conférence, le légat du pape, sut trouver les arguments pour le convaincre, au moins temporairement, de redevenir normal et d'admettre que le soleil tournait autour de la terre. La preuve est donc faite que la normalité inclut la notion de relativité, car elle est dépendante de l'histoire et du temps.

En médecine, l'usage des mots « normal » et « pathologique » est plus complexe que leurs équivalents du premier degré « santé » et « maladie ». Il est normal, c'est-à-dire non pathologique, d'avoir des maladies de l'enfance, et la pathologie la plus fréquente et la plus traditionnellement évolutive, le vieillissement, a fini par être considérée comme normale. Peut-on dire, même, que tout ce qui n'est pas normal est pathologique ? Ces deux mots ne sont-ils pas les bornes frontières amovibles d'un territoire si vaste que chacun, l'observant de façon parcellaire, le voit différemment ?

Un faux diagnostic du cancer du sein au service d'une bonne cause

Quand le Pape résidait en Avignon son médecin était logiquement de Montpellier puisqu'il n'y avait pas encore de Faculté de Médecine à Marseille. En 1387 le professeur Jean de TOURNEMIRE était donc médecin du pape Clément VII. Parmi les cardinaux entourant le pape le prélat Pierre de Luxembourg avait été remarquable par son austérité, son humilité et son dévouement obstiné pour les pauvres. Selon sa volonté il fut enseveli au cimetière des pauvres d'Avignon. Sa popularité était si forte qu'il y eut lors de ses obsèques une émeute qu'il fallut disperser par la force. Clément VII fut rapidement soumis à la pression du peuple demandant la béatification immédiate du cardinal défunt dont on avait déjà recensé des centaines de faits illustres parmi lesquels 13 résurrections, non totalement authentifiées. Dans le procès de béatification, à peine contradictoire, Jean de Tournemire fut cité à comparaître comme témoin à charge, je veux dire à charge… de béatification. Le fait clinique qu'il rapporta est très instructif de l'état des connaissances de l'époque. Voici la déposition telle qu'elle a été transcrite dans une revue historique locale « *montpelliensis hippocrates* » (N° hiver 1968 p. 10 -11).

Sa fille Marguerite, âgée de 18 ans, mariée, présenta une tumeur du sein gauche dure au toucher et douloureuse seulement à la pression. En même temps la jeune femme constate un début de grossesse. Le père dit à la fille que la grossesse était la cause de cela. Mais la mère lui objecta : Pourquoi le même fait ne se produit-il pas dans l'autre sein ? Le père usa de subterfuges tant qu'il put mais il voyait bien qu'il s'agissait d'une affection cancéreuse à issue fatale. Il n'avait jamais vu survivre plus d'un an et demi une malade atteinte de cette maladie malgré l'emploi des onguents. Il fut profondément troublé et dit à la mère et à la fille « *Ne faites rien qu'éviter l'usage de certains aliments tel que chairs salées, légumes et fruits de substance dure comme châtaignes ou poires et ayez une grande dévotion au glorieux Pierre de Luxembourg* ». Rentré en Avignon, il se procure une relique du défunt et l'envoie à sa fille. Le jour de la Toussaint on vient lui annoncer que sa fille est au plus mal, ayant avorté. Avec l'assentiment du Pape, il se rendit à Montpellier pour la secourir. Il arriva le deuxième jour et trouva sa fille très affaiblie. Il ne s'arrêta pas à cette faiblesse et voulut plutôt voir le sein atteint de cancer. Il trouva qu'il s'en écoulait un pus « louable », sans fétidité, ce qui n'est pas dans la nature du cancer. De même il n'y avait aucune corrosion des lèvres de la plaie par laquelle s'écoulait le pus. En 40 ans d'exercice, il n'avait jamais vu un cancer guérir de la sorte, et les onguents qu'il avait prescrits ne pouvaient avoir un effet similaire.

Le tribunal, méconnaissant qu'un professeur de Montpellier puisse faire une erreur de diagnostic, enregistra ce témoignage, avec d'autres, pour conclure à la béatification. Le procès en canonisation fut interrompu par la mort de Clément VII et jamais repris par la suite car trop lié au schisme d'Avignon. Mais le culte du bienheureux Pierre de Luxembourg est toujours célébré en Provence. À défaut d'être un authentique saint il est considéré comme le « saint patron » des festivités en Avignon et d'une grande fête tous les ans, le 2 juillet à… Châteauneuf-du-Pape où une chapelle lui est dédiée.

Qui est le plus inquiet ?

Je reçois un appel téléphonique d'un confrère. « *Vous allez voir demain Mme X, une consultante qui présente un cancer du sein. J'ai constaté en lui parlant qu'elle était particulièrement inquiète et abattue. Puis-je vous demander d'être prudent dans la confirmation du diagnostic ?* ».
Je le rassure malgré la surprise que je ressens de cette demande, croyant ne pas être agressif dans mes paroles aux malades.
Quand je reçois la consultante c'est elle qui commence :
– « *Mon médecin vous a téléphoné sûrement ?*

– *Oui, cela prouve l'intérêt qu'il vous porte, il veut vous soutenir.*
– *Il faut que je vous dise ce qui s'est passé. Quand il a vu le compte-rendu de mes mammographies, il est devenu pâle et s'est un peu appuyé avec sa main sur la table. Si j'ai un cancer du sein n'ayez pas peur de me le dire car je sais que cela se traite maintenant* ».

La conversation était bien engagée. On pouvait parler maintenant du diagnostic et du projet thérapeutique.

Je ne suis pas un prophète

Il est employé de la Mairie de Montpellier. Il exerce ses fonctions au cœur de la ville autour de la place de la Comédie. Comme je traverse cette place, il m'aborde avec empressement « *Monsieur, je suis athée dans la religion musulmane, je préfère les prophètes... pour moi vous êtes un prophète (?)... car vous avez guéri mon fils...* ». Il me remerciait avec une grande émotion. J'attribuai cela à un traitement peut-être très dur... avec des rechutes ? Je préférai ne pas revenir sur la maladie pour ne pas raviver des souvenirs pénibles. Je l'ai remercié de ses paroles en prenant congé. Du fait de ses fonctions, je le revis au même endroit, 4 ou 5 ans plus tard et là, ma curiosité l'emporta et c'est moi qui vint vers lui :

– *« Votre fils va-t-il toujours bien ? De quelle maladie a-t-il guéri ?*
– *Voilà. Je vais vous l'expliquer. On m'avait dit que mon fils avait un lymphome. J'étais très angoissé surtout la nuit, je dormais très peu, jusqu'à ce que je l'amène à votre consultation. Vous l'avez bien examiné, lui, et puis son dossier et vous m'avez dit, droit dans les yeux : « il n'a pas de lymphome ! »*
– *Mais alors je ne l'ai pas guéri !!!*
– *C'est encore mieux puisque vous m'avez dit qu'il n'était pas malade.*

En réalité ce n'est pas le fils que j'avais guéri mais le père… de son angoisse. On parle souvent du choc de l'annonce de la maladie et moins souvent du bonheur d'un diagnostic de cancer réfuté.

Il n'y a pas d'âge pour la fierté

La table de consultation est un peu haute et l'on y accède par un petit escabeau. Quand cette consultante pose son pied sur la marche, une infirmière gentiment lui soutient le coude :

« S'il vous plaît, Madame, ne me prenez pas pour une vieille de 90 ans. Je peux monter sur la table, seule ».

Je regarde discrètement la fiche de consultation où figure sa date de naissance. Le calcul est vite fait : 89 ans et 9 mois.

Un consultant peu conciliant

Je reçois un consultant de Florensac qui était à l'école avec moi, par ailleurs petit cousin. Je n'arrive pas à le convaincre de quelques explorations utiles. Déçu par son entêtement, je crois le motiver en le secouant sans ménagement :

– *« Jean, est-ce que tu as entendu parler du cancer du poumon ?*
– *Moi non ! mais toi sûrement ».*

Ma phrase maladroite l'a laissé imperturbable. La suite a montré qu'elle était également inutile car il ne s'agissait pas d'un cancer.

Paroles de consultants[9]

« C'est un grand choc de notre vie. Nous le recevons mal quelle que soit la façon dont il est donné ».

« Nous avons l'impression que tout n'est pas dit, tout en sachant que nous n'avons pas envie que l'on nous dise tout. »

---

[9] Voir aussi : « Les malades prennent la parole » Ramsay Edit. 1999

« J'ai connu la souffrance. Être souffrant soi-même permet de mieux comprendre les autres. Cependant, il y a toujours une part qui nous échappe. À la douleur physique on peut répondre par des médicaments. C'est plus difficile pour la souffrance morale. »

« Je me souviens 40 ans après du jour où vous avez dit à toute votre équipe, ce monsieur est guéri. »
L'annonce de la guérison pourrait-elle être exemptée du secret médical ?

Une consultante en colère : *« J'ai demandé à mon médecin combien de temps j'avais à vivre. Il m'a répondu qu'il le savait mais qu'il ne me le dirait pas. Qu'en pensez-vous ? ».* Avant ma réponse elle insiste. *« Trouvez-vous cela normal ? »* J'essaie de ne pas trop m'éloigner de la déontologie *« C'est normal quand on ne réfléchit pas suffisamment ».*

« Je ne sais plus quoi penser de l'origine de mon cancer du sein ? Je ne buvais pas, je ne fumais pas, je faisais très attention à la nourriture ». Je réponds que l'on ne connaît pas toutes les causes du cancer du sein et qu'elle ne doit pas se sentir coupable. *« Si j'ai bien compris, il n'y a pas de cause connue et je dois considérer cette maladie comme un don du ciel... Mon compagnon est très jaloux. Comme il me tourmentait avec sa jalousie je lui disais, préfères-tu que je mange du chocolat toute la journée et que je devienne très grosse, ou bien que j'aie un cancer du sein... maintenant que j'ai un cancer du sein, il ne sait plus quoi me dire et ne m'aide pas du tout ! ».*

« Il m'a dit vous avez été opérée d'un cancer du sein, vous avez une épée de Damoclès sur votre tête ». La seule réponse que j'ai pu faire, *« Gardez confiance, à ma connaissance l'épée de Damoclès n'est pas tombée ».*

« À la fin du traitement, je me suis vraiment retrouvée seule, plus de visites régulières avec le médecin de l'hôpital. on vous donne rendez-vous tous les 6 mois pour le contrôle. De plus c'est le moment où les proches, la famille, les amis considèrent que vous

êtes guérie. Ils ne veulent plus entendre parler de vous comme malades. Et c'est là que les difficultés commencent ».
Cette patiente est trop pessimiste. La solidarité progresse autour des malades avec des associations comme la Ligue. Il faut continuer d'améliorer le retour à la vie quotidienne, familiale et sociale.

TROIS REGARDS SUR L'ÉVOLUTION DE LA CANCÉROLOGIE

Pascal Pujol, onco-généticien
Jean-Louis Pujol, onco-pneumologue
Henri Pujol, onco-chirurgien

Le panorama de la cancérologie est vaste et très changeant. Trois regards ne suffiront pas à le découvrir en totalité. Ce qui va advenir dans les prochaines années se déroulera sur un rythme encore plus soutenu.

Je remercie mes fils Jean Louis et Pascal de m'avoir maintenu dans la dynamique de la cancérologie.

MÉDECINE PRÉDICTIVE ET PERSONNALISÉE

Professeur Pascal Pujol[10]*, CHU de Montpellier*

La génétique et l'oncologie vivent aujourd'hui un développement historique : celui d'une véritable médecine de précision. De la prévention (médecine prédictive) au traitement (médecine personnalisée), les avancées de la médecine génomique se succèdent et comptent parmi les progrès les plus significatifs de la médecine actuelle. Pour les plus anciens d'entre nous, soignants, nous avons été enseignés d'une génétique et d'une biologie du cancer balbutiante, quelques décennies seulement il est vrai après la découverte de l'ADN ou du premier oncogène. Observateurs curieux des découvertes de la génétique et de la biologie moléculaire des cancers, nous avions espéré une médecine de demain intégrant ces connaissances nouvelles, trouvant la cause des maladies et élaborant des stratégies thérapeutiques ciblées… Les progrès sont là, en diagnostic, en prévention et en traitement. Des thérapies ciblées sur les mécanismes génétiques sont efficaces dans des maladies rares ou des cancers réputés incurables. La médecine de demain, c'est aujourd'hui !

Une médecine personnalisée

Se servir de la signature génomique d'une tumeur pour mieux la combattre est devenu une réalité dans la plupart des cancers. C'est ce que l'on appelle la médecine personnalisée, c'est-à-dire la possibilité d'établir un traitement plus approprié en fonction

[10] *Généticien spécialisé en oncologie, Président de la Société française de Médecine prédictive et personnalisée*

de l'information génétique. Aujourd'hui, dans la plupart des cas de cancers (sein, ovaire, côlon, poumon, peau, leucémies...), on ne traite plus sans informations génétiques susceptibles de fournir les clés du mécanisme en cause. En France près de 100 000 analyses génétiques de cancers sont réalisées annuellement par les plateformes de génétique mise en place par l'Institut National du Cancer (1). C'est ce qui nous permet de prescrire des médicaments plus efficaces et souvent mieux tolérés que la chimiothérapie conventionnelle. Les chimiothérapies sont en effet le contraire d'une médecine de précision : leurs cibles sont toutes les cellules qui se divisent. Autant dire que le filtre n'est pas sélectif ! Elles éliminent ainsi, dans le corps toutes les cellules à renouvellement rapide, ce qui explique, entre autres, la perte de cheveux et les troubles digestifs. Elles ne sont pas spécifiques des cellules cancéreuses, qu'elles attaquent au même titre que les autres. La médecine de précision fait l'opposé. Elle cible la cellule cancéreuse. C'est une révolution médicale en train de se produire sous nos yeux, qu'on doit à la conjonction inédite de plusieurs progrès : l'explosion des connaissances et des technologies génomiques, le développement de l'intelligence artificielle et des différents dispositifs d'aide numérique à l'analyse et l'apparition progressive des thérapies ciblées.

En 1960 Peter Nowell, pathologiste américain de Philadelphie, qui étudiait des cellules associées à la leucémie myéloïde chronique (LMC), constata une observation remarquable (2). La génétique n'en était qu'à ses balbutiements et les chercheurs se contentaient la plupart du temps de l'observation des caryotypes, l'arrangement des seuls chromosomes, faute de pouvoir aller voir de plus près ce qui se passait au niveau des bases, des gènes proprement dits. Mais cela lui suffit : il nota une anomalie présente 95 fois sur 100 dans ces cellules au niveau des chromosomes 9 et 22. Le 9 était plus long, le 22 plus court. Ils semblaient ainsi s'être échangé des bouts, ce que l'on appelle une translocation réciproque, un échange de matériel génétique. Cette anomalie chromosomique est depuis appelée « chromosome de Philadelphie ».

Quinze ou vingt ans plus tard, la technologie du séquençage a progressé et les chercheurs sont devenus capables d'aller regarder d'un peu plus près le génome. Ils se sont donc intéressés à cette translocation et ont séquencé les gènes au niveau de la « cassure », ce qui a tout de suite révélé un problème majeur : deux moitiés de gènes codants, BCR et ABL1, accolés s'y trouvaient. Ce nouveau gène formé de ce collage improbable, BCR-ABL1, à la manière de ces chimères de l'antiquité, fut appelé « gène chimérique ». Malheureusement pour les malades concernés, ce gène chimérique était malgré tout fonctionnel, pire, il l'était trop : il « hyper-exprime » le signal de prolifération des globules blancs. Voilà qui expliquait leur prolifération excessive qui caractérise la maladie leucémique. Mais que faire de cette connaissance ? Comment agir sur cette base ?

À force d'études et d'analyses les chercheurs ont déterminé que le signal de prolifération était lié à l'activité biochimique de la protéine que codait ce gène, une enzyme (tyrosine kinase) devenue folle. L'idée germa alors de produire des inhibiteurs spécifiques de cette protéine à activité enzymatique. On découvrit à la fin des années 1990 l'imatinib, un inhibiteur de tyrosine kinase dont les essais thérapeutiques ont été rapidement très encourageants. Une deuxième génération de ce genre de molécules est apparue par la suite, améliorant encore le traitement. En 1960, la probabilité de survie à dix ans d'un malade atteint de LMC était de 10 % (2). Dit autrement, neuf malades sur dix mouraient moins de dix ans après le diagnostic. Aujourd'hui, les proportions ont été inversées : neuf malades sur dix sont encore là au bout de dix ans. C'est un des immenses succès des thérapies ciblées.

Les traitements de précision des cancers se sont rapidement développés vers les tumeurs solides. Le cancer du poumon, du sein, de la peau, de l'ovaire, du colon, de la prostate et du pancréas plus récemment. La liste des gènes dits « actionnables » ne cesse de s'étendre ; parallèlement, l'immunothérapie utilisant les inhibiteurs des protéines de point de contrôle de l'immunité conforte ses indications dans certains cancers.

Quasiment tous les cancers font donc aujourd'hui l'objet d'une analyse génétique pour guider les traitements étant donné l'efficacité des thérapies ciblées dans des cancers solides en phase métastatique, mais aussi en situation adjuvante pour éviter les rechutes. La moitié des 60 drogues ayant reçues une autorisation de mise sur le marché par la FDA en 2018 étaient des thérapies ciblées dirigées contre le cancer (3). Certes, bien du chemin reste à parcourir, mais au-delà de la preuve de concept, les thérapies ciblées prolongent déjà des vies dans certains cancers solides à des stades avancés tels que le cancer du poumon, de l'ovaire ou le mélanome. C'est le cas également en situation adjuvante où le pronostic de récidive a été radicalement transformé (amplification de HER2 dans le cancer du sein et blocage de la voie HER2, mutation de BRCA1/2 dans le cancer de l'ovaire et inhibiteurs de PARP…).

En 2021, c'est plus de 10 000 maladies génétiques humaines qui sont identifiées. Trente ans après la découverte du gène CFTR, dont les mutations causent la mucoviscidose, de nouveaux traitements ont été approuvés (AMM) ou font l'objet d'autorisation temporaire d'utilisation. Ils offrent une amélioration très significative de la qualité de vie par rapport à ce qui existait jusqu'à présent chez des jeunes patients présentant la mutation delta F508, forme la plus fréquente en France (2). Il s'agit de multi-thérapies ciblées. Les molécules comme l'elexacaftor et tezacaftor se lient à la protéine CFTR et facilitent son « process » intracellulaire, ce qui augmente la quantité de protéine CFTR à la surface cellulaire (4). L'ivacaftor potentialise l'activité de la protéine CFTR. C'est une avancée majeure même si le coût médicament très onéreux des molécules (plus de 150 000 euros /an) font l'objet de discussions et en ralentisse l'accès (5). Les thérapies ciblées hors cancer sont donc aussi en marche. Plus récemment une thérapie génique montre son efficacité dans la terrible pathologie génétique de l'enfant « amyotrophie spinale infantile », même s'il s'agit pour l'heure du médicament le plus cher du monde (plus d'un million d'euros l'injection, (6)).

Une médecine prédictive

Il s'agit dans ce cas d'utiliser l'information génétique pour évaluer le risque particulier (le plus souvent familial, hérité) d'une personne et de lui proposer la stratégie de dépistage et de prévention adaptée qui mettra la personne et sa famille en sécurité.

Un exemple bien connu est celui des cancers du sein et de l'ovaire liés au gène BRCA1 ou 2. Dans ces cas (plus de 30 000 femmes identifiées en France) les risques sont très élevés : 70% de risque de cancer du sein et 20 à 40% de risque de cancer de l'ovaire selon le gène (2).

Les propositions de dépistage et de prévention sont aujourd'hui largement validées sur de grandes séries et avec un recul de près de 20 ans. La simple prise en charge du risque mammaire par dépistage « personnalisé » (précoce, rythmé, utilisant l'IRM) et du risque ovarien par une chirurgie d'ablation ovarienne après réalisation des projets d'enfants réduit la mortalité par cancer spécifique de 80%.

Notons que dans le cas de BRCA1/2, la précision s'applique aujourd'hui aux traitements par la découverte d'un médicament spécifique, les inhibiteurs de PARP, apportant un spectaculaire bond de survie chez les femmes présentant un cancer de l'ovaire lié à ces gènes (2). Cette efficacité se retrouve dans les cancers avancés du sein, de la prostate et du pancréas liés à ces mêmes gènes.

La cancérologie illustre les progrès et les enjeux de la médecine génomique. Ceux des thérapies ciblées, par le développement fructueux de « l'oncogénomique » pour le ciblage des cancers, et des premiers véritables traitements de précision sur les anomalies génétiques comme celles du gène BRCA dans la cancers de l'ovaire, du sein, de la prostate ou du pancréas. Ceux également de la médecine prédictive par les nouvelles capacités de dépistage des personnes à risque de cancers et l'affinement des conseils de prévention, permettant la mise en sécurité des patients et de leur famille. Plus de 40 syndromes de prédispositions sont aujourd'hui décryptés.

La révolution médicale que nous attendions est bien là. Ces derniers mois, nous venons d'assister à la publication des courbes les plus fascinantes de l'oncologie des 20 dernières années dans deux études majeures. Elles sont toutes deux liées aux avancées de la médecine génomique ou « de précision ». Dans un cas, c'est l'ampleur de la différence de courbes de traitements qui est incroyable. Une thérapie ciblée par un inhibiteur de PARP évite la récidive d'une femme sur deux porteuse d'une mutation BRCA1/2 dans le cancer de l'ovaire (7). Dans l'autre cas, c'est l'absence de différence entre deux courbes qui est remarquable : les courbes de survie utilisant ou non la chimiothérapie de façon randomisée en fonction du score d'une signature génomique se superposent (8). On peut donc aujourd'hui prédire par l'utilisation de la génomique que la chimiothérapie n'apportera rien de plus dans un grand nombre de cas de cancer du sein précoce et l'on peut s'en dispenser.

Notre capacité à orienter des traitements précis et à prédire les maladies est de plus en plus importante. Cependant, il est primordial de ne pas oublier que c'est le patient qui doit rester au centre des préoccupations. Les possibilités médicales élargies par les données génétiques sont là pour aider à une problématique donnée, dans le respect des règles éthiques en ce qui concerne la médecine prédictive. C'est pourquoi il faut en matière de médecine génomique bien mesurer l'apport des innovations : médicales, éthiques, économiques. C'est l'essence fondatrice d'une société de médecine créée il y a une dizaine d'années par des oncologues généticiens et éthiciens : la Société française de médecine prédictive et personnalisée. Cette société multidisciplinaire a pour objectif d'apporter des éléments de réponse aux questions parfois complexes que pose cette nouvelle médecine dite de précision (9).

Bibliographie

1. Rapport de l'institut national du cancer 2019. www.e-cancer.fr

2. Pujol P « Voulez-vous savoir ? Ce que nos gènes disent de notre santé » HumenSciences 2019.

3. New approval FDA 2018 , https://www.FDAnovel-drug-approvals-2018

4. Middleton PG, Mall MA, Dřevínek P, et al. Efficacy and safety of the elexacaftor plus tezacaftor plus ivacaftor combination regimen in people with cystic fibrosis homozygous for the F508del mutation : a double-blind, randomised, phase 3 trial. Lancet. 2019 Nov 23;394(10212):1940-1948.

5. Heijerman HGM, McKone EF, Downey DG, et al.Efficacy and safety of the elexacaftor plus tezacaftor plus ivacaftor combination regimen in people with cystic fibrosis homozygous for the F508del mutation: a double-blind, randomised, phase 3 trial. Lancet. 2019 Nov 23;394(10212):1940-1948.

6. Barkats M Amyotrophie spinale infantile De la découverte du gène à la thérapie génique Med Sci (Paris) 2020 ; 36 : 137–140.

7. Moore K, Colombo N, Scambia G, et al. Maintenance Olaparib in Patients with Newly Diagnosed Advanced Ovarian Cancer. N Engl J Med. 2018 Dec 27 ; 379(26):2495-2505.

8. Sparano JA, Gray RJ, Makower DF et al. Adjuvant Chemotherapy Guided by a 21-Gene Expression Assay in Breast Cancer. N Engl J Med July 12, 2018; 379:111-121.

9. www.SFMPP.org

LES CANCERS DU POUMON

Professeur Jean Louis Pujol, onco-pneumologue CHU de Montpellier[11]

En 1933 Evarts Graham publiait dans le très sélect Journal Of The American Medical Association, la première pneumonectomie pour cancer du poumon. En d'autres termes, l'ablation de tout un poumon, le gauche en l'occurrence. Le geste était héroïque, surtout pour le patient, un confrère gynécologue, qui se vit ôter toutes les côtes du côté gauche de son thorax. Graham n'imaginait pas, à l'époque qu'il soit possible de laisser libre dans une cavité le moignon de la bronche coupée et il fallait donc affaisser l'ensemble de la cavité laissée libre par le poumon enlevé. Pour justifier ce geste, il soulignait dans son article l'absence de moyen de traitement autre que la chirurgie.

C'est une opinion qui a perduré longtemps. Dans les questions d'internat, l'accent était mis sur la règle des quarts : un quart des cancers du poumon sont opérables ; un quart des opérés survivent plus de cinq ans à cette opération.

Il faut dire que les progrès des techniques chirurgicales, de l'anesthésie et de la réanimation furent bien plus rapides que ceux des moyens médicaux. Dans les années 50 à 80, la radiothérapie était délivrée par cobalt et donnait des résultats médiocres et beaucoup de complications sur les tissus sains : la peau, le cœur, l'œsophage le poumon. La chimiothérapie était balbutiante et les drogues utilisées étaient dérivées des protocoles de l'hématologie : elles étaient peu actives et provoquaient

[11]Revue générale actualisée, Jean Louis Pujol et coll : « Le cancer du poumon en France », Journal of Thoracic Surgery vol 16 n°1 – janvier 2021

d'importants désordres bien connus de la population. Ainsi, les patients eux-mêmes redoutaient-ils les traitements médicaux.

Aujourd'hui, lorsqu'un patient doit subir une ablation pour un cancer du poumon, les chirurgiens s'efforcent de préserver le maximum de poumon normal. Les poumons se divisent en unités que l'on appelle « lobe » : chaque lobe possède sa propre bronche, sa propre artère pulmonaire et ses veines. Si la tumeur n'a atteint qu'un lobe, l'opération idéale est l'ablation de celui-ci ce qui préserve les autres et donc réduit les troubles respiratoires et les risques de complications de la chirurgie. Il n'en demeure pas moins que la chirurgie du cancer du poumon est une chirurgie complexe. Un patient qui a été opéré d'un cancer du côlon va mieux au réveil car son transit va se normaliser. Un patient opéré d'un cancer du poumon va moins bien qu'avant l'opération. L'amputation d'un lobe sera une perte pour le souffle.

Mais revenons à la question des traitements médicaux et concentrons-nous sur la période qui couvre l'intervention de Graham jusqu'aux années 2000. Les progrès furent lents. Mais il y eut des progrès. Certains sont d'ordre technique : les médicaments de chimiothérapie, « les drogues » pour parler le jargon des chimiothérapeutes, sont devenues plus efficaces, plus adaptées au cancer du poumon, et leurs effets secondaires, moins importants ont été mieux maitrisés. Certaines drogues furent développées spécifiquement pour le cancer du poumon. Elles sont toujours utilisées car elles ciblent de façon très précise certaines caractéristiques des cellules du cancer du poumon. Dans le même temps on découvrit qu'il n'y avait pas un cancer du poumon mais des cancers du poumon. Certains que l'on appelle cancer à petites cellules à cause de la forme des cellules au microscope, ressemblant à des grains d'avoine, avaient été identifiés assez tôt comme des formes agressives, évoluant très vite avec formation de métastases, imitant en cela les leucémies aigües. C'est pour ce groupe de cancer du poumon, le cancer à petites cellules, que la chimiothérapie prouva son utilité. Les patients qui en bénéficiaient avaient une survie de quatre à cinq fois plus longue que ceux dont les soins se limitaient aux traitements dits de confort.

Durant la même période les progrès de la chimiothérapie permirent la guérison d'un certain nombre de malades atteints d'une toute autre maladie : la maladie de Hodgkin. Ce lymphome avait, avec l'avènement de la chimiothérapie franchit assez rapidement le statut de maladie chimio-sensible, à celui de chimio-curable, l'écart qui sépare le moment où preuve est faite que la chimiothérapie diminue les ganglions de la maladie de Hodgkin à celui où l'on est en droit de dire d'un malade, qu'il est guéri.

Dans les années 80 nous avons été nombreux à croire que le scénario de la maladie de Hodgkin allait se reproduire pour le cancer du poumon à petites cellules. Il n'en fût rien. Et suivirent trois décennies de plafonnement des résultats : les patients atteints de cette forme de cancer du poumon avaient certes une rémission, une embellie passagère marquée par la régression de la tumeur et des métastases, mais cette rémission était de courte durée. Il a fallu attendre 2019 pour voir le pronostic de ces malades s'améliorer par l'introduction de l'immunothérapie… mais c'est une autre histoire et n'anticipons pas. Restons dans la dernière partie du 20e siècle.

Soit. La chirurgie guérit un quart d'un quart des patients atteints de cancer du poumon c'est donc qu'elle est possible et bénéfique à un patient sur seize. La question restait entière pour les quinze autres patients. Que leur arrivaient-ils : ceux qui n'avaient pu être opérés, avaient été exclus parce que leur tumeur avait déjà formé des métastases (et enlever les métastases est un geste bien souvent impossible, et peu efficace sur le cours de la maladie) ; ceux que l'intervention n'avait pas guéri, décédaient de la rechute de la maladie laquelle se faisait elle aussi sous la forme de métastases. Dans les deux cas, le problème était donc celui de la diffusion de la maladie hors du thorax, donc hors de portée du chirurgien le plus aguerri. Que peut-on faire pour une maladie qui a franchi les vaisseaux sanguins pour se fixer dans le foie, les os ou le cerveau ? Donner un traitement par les vaisseaux qui va se fixer dans le cerveau le foie ou le cerveau. À l'époque dont nous parlons il n'y avait qu'une thérapie possible : la chimiothérapie.

Pendant les décennies 70–90 les partisans de la chimiothérapie alléguaient des progrès encore timides ce cette stratégie. L'argument le plus indéniable était celui-ci : quelques patients qui recevaient la chimiothérapie avant la chirurgie (dans le but d'augmenter les chances d'une ablation complète et donc efficace) n'avaient plus de tumeur active au microscope. Le chirurgien avait pratiqué l'ablation d'un fantôme de tumeur cancéreuse. On vit alors des chirurgiens toucher du doigt, au propre comme au figuré, l'efficacité d'un traitement médical, certes, à cette époque très pénible. Et les discussions ne se firent plus entre les chirurgiens et les médecins, mais entre médecins : ceux qui considéraient un rôle pour un traitement par voie veineuse capable d'éteindre les toutes petites métastases que l'on ne voit pas, et les autres les sceptiques. Dans les congrès médicaux fleurirent les controverses mais au fil des années on vit les partisans d'associer chirurgie et chimiothérapie devenir plus nombreux.

Les convictions les plus sincères ne sont pas de la science. La science elle a besoin de données et d'études cliniques. C'est d'ailleurs un grand problème métaphysique que celui de soigner des patients tout en leur proposant des études dans lesquelles un des groupes reçoit un placebo. Peut-on soigner et expérimenter en même temps ? Ce n'est pas une question nouvelle. Claude Bernard, l'inventeur de la médecine expérimentale avait une formule qui en disait long sur le conflit éthique que posent les études cliniques chez les patients : il disait *« On n'expérimente, c'est-à-dire on ne soigne, qu'en tremblant ».*

Bref, les données s'accumulèrent dans les années 90 puis au début des années 2000 et les convictions furent remplacées par des chiffres : ceux de l'amélioration de l'espérance de vie que les patients sont en droit d'attendre. Entre 8 et 10%. Un mieux, mais pas un pas de géant.

Pendant deux décennies les oncologues ont espéré que l'amélioration de la chimiothérapie aura été le moteur de l'amélioration de la condition des malades. Ce fut vrai en partie. Le point sur lequel l'amélioration fût la plus sensible, est,

incontestablement, la qualité de vie. La critique constamment formulée envers la chimiothérapie stigmatise la lourdeur du traitement, ses risques, et les inconvénients qui pèsent sur la vie de tous les jours. Les médicaments évoluèrent : moins de chute de cheveux, moins de fourmillements. Mais il y avait aussi, tous les médicaments donnés contre les nausées, ou les molécules ressemblant aux hormones naturelles de l'organisme, les EPO[12] par exemple. Les contraintes de la chimiothérapie, sont encore importantes aujourd'hui, mais elles se sont allégées et n'empêchent plus une vie presque normale. Ces progrès permirent-ils une amélioration du pronostic des patients ? Oui mais dans une mesure étroite. Chaque génération de molécules, un peu mieux tolérée et un peu plus efficace que la précédente, permettait de prolonger la survie, mais il n'y avait pas vraiment de révolution.
Des progrès il y en eu à partir de 2004. Ils ont procédé d'un changement total dans la conception des médicaments contre le cancer. Avant on ne ciblait qu'une seule des propriétés des cellules cancéreuses : elles se divisent, beaucoup et vite. Il fallait donc que les médicaments bloquent ce mécanisme de division. Ce faisant, ils bloquaient dans le même temps les cellules normales, par exemple les globules blancs dont la production par la moelle osseuse est si importante pour défendre l'organisme. Pour choisir quelle molécule développer il fallait en tester des dizaines voire des centaines dans des boîtes de Pétri ou sur des animaux et sélectionner celles qui bloquaient le mieux les divisions cellulaires. La méthode a changé dans les années 90. L'idée était d'abord d'identifier une anomalie des cellules cancéreuses à l'échelle d'un gène par exemple, puis, lorsque la conviction était faite que cette anomalie était importante et que les cellules normales ne la portaient pas, le médicament capable de bloquer ce gène était créé pour ainsi dire sur mesure. C'est ce que l'on appelle la thérapie ciblée.

Les thérapies ciblées existaient avant que de s'appliquer aux cancers du poumon. L'imatinib donnait dès les années 90 des

[12] EPO : erythropoïétine hormone qui augmente le taux de globules rouges dans le sang et donc également les performances sportives.

résultats impressionnants pour certaines leucémies. D'une certaine manière le tamoxifène dont l'autorisation de prescription remonte à 1975 et qui est encore prescrit dans les cancers du sein dépendant des hormones est aussi une thérapie ciblée. Mais l'introduction de thérapie ciblée dans le traitement du cancer du poumon est venue accélérer l'amélioration de pronostic d'un nombre important de malades. Certes, tous les cas de cancer du poumon ne relèvent pas d'une thérapie ciblée. À l'évidence pour que ce type de traitement fonctionne, il faut qu'il y ait « la cible » c'est-à-dire l'anomalie du gène que le médicament peut réguler. Et que cette anomalie soit l'explication de la cancérisation des cellules. À ce jour il y a près de 20% des patients atteints d'un adénocarcinome du poumon qui peuvent bénéficier de ce type de traitement. Aujourd'hui les efforts de recherche se portent sur les mécanismes qui font qu'au bout d'un temps (lequel peut durer plusieurs années) les cellules s'adaptent et échappent au blocage exercé par les thérapies ciblées.

À peine les oncologues spécialistes des cancers du poumon s'étaient-ils installés dans ce nouveau modèle de traitement, qu'il y eu une nouvelle révolution. Celle de l'immunothérapie. Qu'est-ce que l'immunothérapie et en quoi diffère-t-elle des traitements tels que la chimiothérapie ? Le concept tient à l'observation déjà ancienne que le développement d'un cancer et possible parce que les cellules cancéreuses mettent en place des stratégies qui les rendent inapparentes pour les cellules de l'immunité. En effet, notre système immunitaire n'est pas là que pour nous préserver des infections. Les cellules qui le composent, et notamment les lymphocytes CD8 sont normalement capables de distinguer une cellule normale d'une cellule cancéreuse et de détruire cette dernière. Or, pour qu'un cancer se développe, il faut qu'il y ait soit une faillite du système immunitaire, soit que les cellules cancéreuses adoptent des camouflages, soit les deux. Avec la chimiothérapie comme avec les thérapies ciblées le but est de détruire directement la cellule cancéreuse. L'immunothérapie n'agit pas directement sur cette cellule. Elle vise à rendre efficace les cellules immunitaires. L'idée n'est pas nouvelle. Dès les années 70 il y eu des tentatives d'immunothérapie en utilisant certaines molécules capables d'activer les lymphocytes comme les interférons. Certaines maladies étaient sensibles à ce type de traitement mais ce n'était pas le cas du cancer du poumon. L'interféron fut disqualifié, en cancérologie, par une publication restée célèbre « L'interféron : la fin du commencement ou le commencement de la fin ? », Hélas c'était le commencement de la fin…

Pourquoi, alors un regain d'intérêt pour l'immunothérapie du cancer bronchique ? Avec les progrès de l'immunologie, les chercheurs mirent en évidence certains mécanismes de camouflage des cellules cancéreuses leur permettant de passer inaperçues. Un récepteur que l'on appelle PD-L1, porté par les cellules du cancer interagit avec son opposé (PD-1) qui, lui, est présent à la surface des lymphocytes et ainsi paralyse ce dernier. Les nouveaux médicaments d'immunothérapie bloquent ce processus. Le résultat en est la destruction des cellules cancéreuses ainsi démasquées.

Le lecteur peut se demander si ce type de récepteurs que l'on appelle les protéines de point de contrôle de l'immunité, ont un rôle dans la vie normale. Ils en ont un. Ces protéines sont des régulateurs de la réponse immune sans lesquels l'hyperactivité des lymphocytes se retournerait contre les cellules normales de l'organisme. Cela peut entraîner des maladies que l'on appelle auto-immunes. Or, les nouveaux inhibiteurs des protéines de contrôle, ces médicaments qui ont révolutionné l'immunothérapie, ne sont pas exempts d'effets secondaires, et ceux-ci ressemblent, lorsqu'ils surviennent, à une maladie auto-immune pouvant toucher par exemple la peau ou la thyroïde.

Quoi qu'il en soit, ces inhibiteurs définissant l'immunothérapie moderne ont profondément changé le pronostic des patients. Certains patients ; pas tous. C'est précisément la nouvelle question posée à l'oncologue. Qu'est-ce qui différencie un patient bénéficiant plusieurs années de ce traitement (parfois même après l'arrêt de celui-ci) d'un patient dont la maladie insensible continue d'évoluer ? Il a des pistes qui permettront peut-être de comprendre les échecs et de les contourner.

Tous ces progrès ne doivent pas cacher le fond du problème. Le cancer bronchique est, et restera la première cause de mortalité par cancer. On s'est habitué à ce fait mais jusque vers la fin du 20e siècle, à l'échelle mondiale, c'était le cancer de l'estomac qui était la première cause de décès par cancer. Ce qui a fait reculer ce dernier, ce ne sont pas les progrès du traitement ; c'est surtout la diminution de la présence de nitrosamines, un puissant agent cancérigène, par une meilleure conservation des aliments. De même, c'est le développement du tabagisme qui fait l'augmentation du nombre de cas de cancer du poumon. Voici donc, deux cancers pour lesquels le comportement humain (alimentaire pour le cancer de l'estomac, et tabagique pour le cancer du poumon) est directement en lien avec de nombre de cas et de décès. On voit bien que la prévention et le traitement sont complémentaires pour réduire la mortalité d'une maladie.

LE CANCER DU SEIN UN MODÈLE D'ÉVOLUTION EN CANCÉROLOGIE

J'ai donné à la lutte contre le cancer du sein une grande partie de mon activité de cancérologue. Cette tumeur a traversé de façon emblématique la deuxième moitié du XXe siècle avec un impact médical, scientifique, sociologique et médiatique tel qu'aucune autre tumeur n'en a connu. Aucune n'a provoqué autant de congrès, d'engagements associatifs, de témoignages d'opérées, de conférences grands publics. Aucune n'a inspiré autant d'ouvrages, de romans, de films, d'hypothèses psychologiques, de militantisme. J'ai connu le temps où la principale qualité de vie après un cancer du sein était d'être vivante… ou survivante. J'ai connu le temps où les mutilations étaient légitimées par cet impératif prioritaire de la survie, le temps où l'on expliquait à une opérée qu'il était normal de souffrir après les interventions. Certes c'était au cours du siècle dernier, mais il n'y a guère plus de 40 ans. Or voici venu un autre temps, celui où les Registres des tumeurs témoignent que l'espérance de survie sans rechute à 5 ans après traitement d'un cancer du sein en France est de 90 % pour l'ensemble des tumeurs, et de 95 % pour les tumeurs inférieures à 2 cm. Le terme de survivantes n'est plus approprié quand l'échec devient plus rare mais il faut rechercher encore plus de guérisons.

Au début de mon activité de consultant, dans les années 1960, le cancer du sein quittait les manuels de pathologie chirurgicale où il côtoyait la luxation de l'épaule et l'appendicite aigüe. Il était devenu une maladie très complexe, composite, transdisciplinaire. Le premier à avoir enrôlé les 4 piliers thérapeutiques de la cancérologie, chirurgie, radiothérapie, chimiothérapie, hormonothérapie. Il attirait toutes les disciplines fondamentales :

histologie, virologie, génomique. Les sciences humaines venaient aussi vers lui, la psychologie et la sociologie.

L'essor du Centre régional de lutte contre le cancer de Montpellier est inséparable de la prise en charge, par une équipe pluridisciplinaire, des cancers du sein en Languedoc Roussillon. Dès l'apparition des classements des hôpitaux, en activité et qualité, par de grands hebdomadaires nationaux, Montpellier a été classé dans les 5 premiers centres référents et s'est toujours maintenu. L'ensemble de l'équipe a rempli ses engagements hospitaliers et universitaires en formant des dizaines d'internes et de chefs de clinique-assistants qui donnent à la cancérologie libérale en Languedoc Roussillon une qualité reconnue. Je n'ai pas ressenti de rupture dans mon action en arrivant à la présidence de la Ligue car la lutte contre le cancer du sein restait présente dans l'organisation des soins du Chantier Cancer. Le cancer du sein a fait progresser l'ensemble de la prise en charge en cancérologie.

Le cancer du sein, un exemple de traitement adjuvant

Quelle est la justification d'un traitement adjuvant en cancérologie ? À la fin d'un traitement par chirurgie ou radiothérapie on considère que la maladie est contrôlée sur le plan local. On sait qu'il existe un risque de rechute et l'on entre dans une période de surveillance. Le risque de rechute est hypothétique. Sa probabilité peut être prédite non pas sur une seule personne mais sur un groupe de personnes dont la tumeur présente les mêmes caractéristiques. Selon le niveau du risque de rechute on propose un traitement complémentaire appelé adjuvant. Ce traitement prescrit à titre préventif d'une rechute s'adresse à des micro-foyers invisibles qui seront à l'origine de la rechute. Les modalités de traitement adjuvant sont la chimiothérapie, l'hormonothérapie et l'immunothérapie. Un autre traitement adjuvant aura peut-être droit de cité, l'activité physique adaptée.
La difficulté est l'incertitude sur l'identification individuelle de la rechute qui amène à traiter la totalité du groupe dans l'attente d'une identification plus pertinente du risque individuel. On a

démontré que la prolongation de l'hormonothérapie anti-œstrogénique, pendant plusieurs années, amoindrit le risque de rechute. Cette situation amène les soignants et les soignées à clarifier le rapport entre le bénéfice des années de vie gagnée et l'altération possible de la qualité de vie par des effets indésirables. Les effets secondaires des anti-œstrogènes sont bien connus des prescripteurs et exposés parfois avec plus de discrétion qu'on ne met de conviction à parler des bénéfices attendus. Ils sont connus également par les utilisatrices qui les ressentent, ou qui lisent les avertissements sur les notices pharmaceutiques. L'équilibre est-il respecté par une information aussi pertinente de la patiente sur les bénéfices réels attendus ? Quelle est la compréhension réelle de la phrase « ce traitement réduira votre risque de rechute » alors que le risque de rechute est collectif et son impact individuel incertain ? L'information fait partie du traitement et ne peut en être séparée. Le traitement adjuvant conduit à distinguer inefficacité et inutilité. Dans une chronique de la vie ordinaire, qu'il s'agisse d'une personne ou d'une action, il apparaît peu de différence entre être inefficace et être inutile. Pour un traitement adjuvant l'inefficacité apparaît quand survient une rechute, et l'inutilité concerne la situation dans laquelle la guérison était déjà obtenue par le traitement initial. L'utilité est ce qui sépare l'inutilité de l'inefficacité. Si un traitement adjuvant réduit le risque de rechute de 20 % dans une sous-population à risque dont le taux de guérison est déjà de 80 %, il est donc inutile pour 80 personnes, utile pour 4 personnes et inefficace pour 16. Il ne faut pas croire que cette information soit ésotérique au point qu'une consultante ne puisse pas l'intégrer. Dans ce domaine d'élection de la décision médicale partagée, s'exerce une relation basée sur le respect du malade et une confiance à mériter par le médecin. L'écoute attentive est le seul moyen d'éviter deux écueils : celui de décider pour autrui et celui de se décharger sur lui de la responsabilité d'un choix dont les conséquences lui incomberait.

Quand un traitement adjuvant devient la référence avec des niveaux de preuve très convaincants, il faut le proposer en sachant qu'il n'y a pas d'homme ou de femme « standardisé » et qu'une personne garde toujours la liberté d'interrompre un traitement. Par contre cette liberté ne peut s'exercer sans la présence et le soutien d'une information de qualité. Cette liberté n'existe plus si l'on magnifie les bénéfices espérés et si l'on sous-estime l'altération possible de la qualité de vie. Elle n'existe pas davantage si l'on sous-estime les bénéfices présumés. Soyons assez respectueux de la qualité de vie des autres pour considérer que nous ne sommes pas les mieux placés pour en juger, et restons à l'écoute des messages transmis sur leur vie quotidienne par les personnes traitées pour cancer.

Le chaînon manquant de la prévention du cancer du sein

Depuis la découverte en 1994 du gène du cancer familial du sein, des milliers de femmes dans le monde ont été diagnostiquées porteuses du gène BRCA. Pour elles l'exposition au risque de cancer est de l'ordre de 70 % avant l'âge de 80 ans. La pesanteur physique et morale de ce risque explique le nombre de mastectomies bilatérales acceptées par des personnes équilibrées, informées et soumises à une longue réflexion préalable. Un quart de siècle plus tard, on n'a pas encore bien codifié l'attitude médicale qui comblerait l'écart démesuré entre :

- Attendre la concrétisation du risque : l'arrivée du cancer en le dépistant.
- Supprimer la cible faute de savoir supprimer le risque.

Un dépistage spécifique s'est adapté au risque génétique : âge plus jeune (30–35 ans), rythme annuel et non biennal et préférence donnée à l'IRM. Ce dépistage ne prévient pas le cancer, il prévient de l'arrivée du cancer et permet de le traiter plus tôt et de le guérir plus souvent.

Il est singulier de traiter parfois le risque de cancer familial par la mastectomie bilatérale alors que l'on traite le cancer du sein non-génétique en conservant le sein le plus souvent. Il serait utile d'avoir une proposition de réduction du risque pendant les années où le dépistage est recommandé. C'est bien le chaînon manquant dans le dispositif. Le paradoxe est la prescription d'anti-œstrogènes après traitement d'un cancer pour prévenir 20% d'éventuelles rechutes et l'absence de traitement pour les

personnes qui ont 75% de risque de cancer… et qui recevront des anti-œstrogènes pour éviter une rechute après le traitement.
Le Tamoxifène, le premier anti-œstrogène disponible en 1975, a été reconnu comme l'un des grands médicaments du XXe siècle. Prescrit après traitement d'un cancer du sein il a réduit de 50 % la survenue d'un cancer dans le sein controlatéral. D'autres molécules, d'action apparentée, les anti-aromatases, ont fait l'objet de très grandes études en prévention du cancer du sein. La plus connue est celle de Paul Goss (Harvard) présentée en 2011 à l'ASCO et dans le New England Medical Journal. Plus de 4 500 femmes (américaines, espagnoles et françaises) ont accepté d'entrer dans une étude comparant une anti-aromatase et un placebo pendant 3 ans. Une réduction du risque de 65 % du nombre de cancers a été observée au bénéfice du groupe traité. Pourquoi n'est-on pas allé plus vite et plus loin ? Probablement par excès de controverse entre spécialistes, cancérologues et épidémiologistes, sur les effets indésirables, et sur la survenue d'un cancer de l'utérus « supplémentaire » pour 30 cancers du sein évités… Maintenant, le moment est venu de faire intervenir les personnes les plus autorisées à donner leur avis : celles qui tireraient bénéfice d'une prévention efficace. Il faut penser qu'elles sont les mieux placées pour exprimer leurs besoins, leurs attentes, leur qualité de vie sous traitement. Elles sont réunies dans l'association « BRCA France ». On pourrait leur proposer de participer à la construction d'une étude prospective. Elles sont des milliers de femmes diagnostiquées BRCA en France et des dizaines de milliers en Europe.

Je ne suis pas qualifié pour choisir la (ou les) molécules testées, mais je ferai un plaidoyer pour qu'une petite molécule sorte de l'oubli où elle paraît être tombée et puisse faire l'objet d'une recherche en prévention. Il s'agit du 4 hydroxy-Tamoxifène, une forme cent fois plus active que le Tamoxifène lui-même. En 1992 j'avais réalisé une étude sur cette molécule, sous forme de gel, appliqué sur la peau du sein pendant 21 jours précédant une intervention. Cette étude, acceptée dans une lettre au Lancet en août 2000, montre une forte concentration dans la tumeur et dans le tissu mammaire et une faible concentration sanguine. Mon élève, Philippe Rouanet, a confirmé par une étude l'efficacité antiproliférative du gel de Tamoxifène. Il y aurait donc un apriori favorable pour atténuer les effets indésirables de la voie orale. Qu'il s'agisse de cette molécule ou d'une autre il serait opportun de donner une suite à l'étude de Paul Goss.

Les pionnières du mouvement « Vivre Comme Avant »

Au début des années 1980, l'association « Vivre Comme Avant » a créé une antenne à Montpellier. Ces premières militantes frappaient discrètement à la porte des chambres d'opérées du lendemain et se proposaient pour dire quelques mots d'encouragement en avançant qu'elles avaient elles-mêmes été opérées. Il faut se reporter 40 ans en arrière pour constater un grand déficit d'information sur le cancer du sein. La seule présence souriante d'une personne ayant traversé l'épreuve chirurgicale pouvait être l'amorce d'une conversation jamais imposée, mais parfois prolongée selon la volonté de la future opérée. Cela ne correspond plus à la chirurgie ambulatoire actuelle avec plus de 50 % des opérées hospitalisées à 8 h et sorties à 18h. Mais cette association continue à soutenir les malades. Dans son travail il est apparu la nécessité du soutien également des proches.

J'ai gardé beaucoup de sympathie pour « Vivre Comme Avant », dont le siège social est situé dans l'immeuble de la Ligue nationale. Cependant, j'ai connu un moment un peu délicat avec deux militantes montpelliéraines qui avaient participé à une réunion européenne de ce mouvement en Allemagne. À leur retour elles me demandèrent un entretien pour me faire partager leur trouble :
« Quand vous nous parlez du cancer du sein, vous paraissez toujours encourageant. Mais à ce congrès européen, un cancérologue est venu faire un exposé sur les métastases du cancer du sein avec un défilé de diapositives... dans le cerveau... dans les os... dans le foie... dans les poumons... dans les surrénales... Vous ne nous avez jamais parlé comme cela ». J'étais interpellé par » une militante. Je parais au plus pressé quand la deuxième vint à mon secours : *« Ce doit être*

extrêmement rare car si cela était fréquent, il n'aurait jamais osé nous parler aussi brutalement ». Elle m'avait tendu la main, montrant que la solidarité entre soignés pouvait être étendue à un soignant. Elle avait appris que trop d'informations tuent l'information, en ne mettant pas toutes les éventualités en perspective. Je salue le courage de ces opérées, qui au début étaient le plus souvent traitées par mastectomie. En cas de rechute elles sortaient du militantisme en demeurant entourées par l'affection du groupe.

Le traitement du cancer du sein comme exemple de la Recherche clinique

Quand on dit recherche on pense d'abord aux laboratoires, aux organismes et aux grands instituts où l'on identifie les événements conduisant à la cancérisation d'une cellule, à sa multiplication et à sa dissémination. Il existe d'autres formes de recherche en cancérologie. La Recherche clinique est ainsi appelée parce qu'elle se déroule au « lit du malade » dans les établissements où l'on traite le cancer. Toutes les recherches répondent à la même démarche : définir la question à laquelle on cherche une réponse, puis s'engager avec rigueur et méthodologie dans une action permettant d'envisager une réponse argumentée. Il faut que les conclusions d'un essai clinique apportent des niveaux de preuve, non pour se convaincre soi-même, mais pour interpeller la communauté médico scientifique, la convaincre ou susciter des réflexions et des critiques.
Le traitement du cancer du sein est un exemple de l'importance de la recherche clinique. Dans les années 1950, on ne guérissait guère plus d'un cancer du sein sur deux. La taille moyenne des tumeurs lors du diagnostic était de 4 centimètres. La mammographie était à ses débuts. La référence thérapeutique était l'ablation totale et systématique du sein. Le chirurgien américain Halsted avait publié cette technique opératoire en 1889. Il ajoutait l'ablation des muscles pectoraux en monobloc avec le sein dans la technique initiale. Cette mutilation supplémentaire, inesthétique et handicapante, avait été jugée

inutile au fil des années. L'arrivée des traitements conservateurs du sein a été beaucoup trop tardive, faute d'un consensus sur la méthodologie de la recherche. En effet, la bonne question était posée : *« Est-il vraiment nécessaire de pratiquer dans tous les cas l'ablation complète du sein ? ».* Mais les réponses étaient d'une pertinence scientifique trop faible. Des milliers de malades furent traitées, hors opérations de Halsted. En France, l'Institut Curie, berceau de la radiothérapie, montrait que la radiothérapie était efficace pour traiter le cancer du sein. Mac Whirter (Édimbourg) publiait une série de 2 000 cas de traitements conservateurs. Tous les travaux concernaient des séries dites « historiques », consécutives sur plusieurs années, et non comparatives, c'est-à-dire sans « bras témoin ». Or au fil des années les techniques ont le temps de varier. Le traitement dépendait d'un Institut, d'une École ou même d'une personnalité scientifique réputée. Il arrivait que des malades bien informées choisissent elles-mêmes leur traitement en fonction du lieu de soins vers lequel elles se dirigeaient. Cette incertitude sur le traitement paraîtrait insupportable aujourd'hui. Comment ne pas connaître le traitement de référence d'une tumeur qui atteint chaque année des centaines de milliers de femmes dans le monde ?

On appelle niveau de preuve scientifique la réduction maximale de l'incertitude que l'équivalence, ou bien la différence, entre deux traitements soit liée au hasard. Prenons le jeu de hasard le plus simple, le lancer d'une pièce à pile ou face, pour départager, de façon dite impartiale, deux situations. Plus il y aura de lancers moins on court le risque d'avoir un résultat surprenant, c'est-à-dire inégalitaire. Sur 4 lancers il y a encore une éventualité sur 16 de tirer 4 fois consécutives pile mais sur 10 lancers il n'y a plus qu'un risque sur 1 024 de tirer uniquement pile. Le niveau d'incertitude est réduit par le nombre d'inclusions que l'on appelle puissance de l'étude. La biostatistique construit les deux bras thérapeutiques d'un essai comparatif de façon rigoureuse et calcule le nombre de malades qui donneraient un résultat permettant une réponse argumentée.

C'est seulement en 1981, que trois études, comparatives, randomisées par tirage au sort, parurent dans le prestigieux New England Journal of Medicine. Les résultats de 3 essais cliniques en France (Villejuif), en Italie (Milan), aux USA (National Cancer Institute) étaient convergents. La chirurgie partielle, tumorectomie et radiothérapie, donnait les mêmes résultats sur la survie que la chirurgie mutilante pour les tumeurs inférieures à 3 centimètres de diamètre. De ce fait l'ablation totale n'était plus l'intervention de référence pour ces tumeurs. Cette attitude avait perduré près d'un siècle, mais à partir de cette date, la recherche clinique connut une accélération rapide dans toute la cancérologie et pas seulement dans le cancer du sein. Par comparaison, s'il avait bénéficié de la méthodologie de la recherche clinique, Semmelweis, l'accoucheur de Vienne qui se lavait soigneusement les mains avant d'entrer en salle, aurait démontré que sa technique était très supérieure à celle de ses collègues qui sortaient de la salle de dissection pour entrer en salle d'accouchement. Au lieu de cela il fut discrédité et muté de Vienne à Prague. Peut-être cette disgrâce venait-elle de sa réputation amenant plus d'accouchées dans son service que dans les services voisins ? Le bouche-à-oreille avait remplacé la recherche clinique.

On peut rassurer les malades d'aujourd'hui. En 20 années, de 1980 à 2000, la plus grande partie du retard fut rattrapée. Arrivèrent dans les hôpitaux des ingénieurs de recherche, des biostatisticiens, des techniciens de recherche clinique. L'encadrement législatif fut assuré par la loi Huriet-Sérusclat. Le ministère de la Santé ne fut pas en reste, considérant que la recherche dans les soins faisait partie des soins et pas seulement du Ministère de la Recherche. Le PHRC, Programme Hospitalier de Recherche Clinique, fut lancé en 1993 par Bernard Kouchner et Félix Reyes sous le gouvernement de Pierre Bérégovoy. Ce programme, ancré au Ministère d la Santé, est financé par l'Assurance Maladie. Il soutient des études qui ont un impact direct sur la prise en charge des malades. Les grandes associations caritatives de la lutte contre le cancer, dont la Ligue contribuent à soutenir la recherche clinique en plus de la recherche fondamentale.

La recherche clinique sur le cancer du sein avait beaucoup de questions sans réponses suffisamment claires. Fort heureusement l'enjeu était mondial et il y eut des études pluri-centriques, internationales, pour obtenir des inclusions suffisamment nombreuses. Parmi ces questions il y avait notamment celle concernant le calcul du bénéfice en termes de survie de la prescription des anti hormones ou de la chimiothérapie après le traitement initial. La réponse, venue d'Angleterre, fut apportée par une compilation de recherches appelée méta-analyse. Ce travail donnait une estimation autour de 20 % de la réduction de la mortalité pour les malades qui avaient, reçu ces traitements complémentaires dits adjuvants.

Il y a une volonté générale de bénéficier de tous les progrès de la recherche. Ce qui est moins bien perçu c'est le tirage au sort pour l'inclusion dans le bras A ou le bras B d'une recherche. Mais il y a plusieurs sauvegardes. Si l'on était déjà certain qu'un des bras soit supérieur il serait contraire à l'éthique médicale de proposer un essai. L'essai n'est légitime que s'il y a incertitude sur la valeur d'un nouveau traitement proposé. La proposition d'entrer dans une recherche doit être claire, explicite et l'acceptation a pour corollaire de pouvoir sortir de l'essai à tout moment. Une autre sauvegarde est l'évaluation intermédiaire des résultats en cours d'essai. S'il apparaissait une différence très nette des résultats de l'essai il serait interrompu.

Il est normal et rassurant que tous les essais soient l'objet de contrôles réguliers sur le respect des procédures et la qualité du recueil des résultats. Toute complication imprévue en cours d'essai doit faire l'objet d'un signalement. En avril 1996, le National Cancer Institute annonça par voie de presse, mais aussi par message personnalisé aux participants, qu'un essai clinique appelé CARET était définitivement interrompu. Cet essai comparait 2 groupes de grands fumeurs dont un seul recevait à titre préventif un caroténoïde, une provitamine A. La posologie correspondait à celle apportée par la consommation de plusieurs kilos de carottes par jour. Or on constatait une légère augmentation du nombre de cancers du poumon dans le bras caroténoïde. Cet essai est resté comme exemplaire du danger potentiel des supplémentations alimentaires.

En 2007 la Ligue, avec son Comité des patients pour la recherche, a contribué à une publication scientifique montrant que la qualité de vie est meilleure pour un malade participant à un essai. Dans cette étude, on comparait :

- la qualité de vie lors du traitement standard hors essai clinique,
- à la qualité de vie lors du traitement standard lorsqu'il était l'une des deux branches d'un essai clinique.

La qualité de vie dans l'essai clinique était meilleure. L'explication de la différence était liée au fait que dans un essai clinique la recherche systématique d'effets indésirables amène obligatoirement à remplir des questionnaires présentés régulièrement aux malades, dans les deux bras de l'essai « Dormez-vous bien ? Vous sentez-vous fatigué ? Avez-vous des fourmillements dans les mains ou les pieds ? Si vous présentez un trouble n'hésitez pas à nous le dire, etc. ». Tous ces contacts répétés et sympathiques sur la vie quotidienne sont rassurants : « Je ne suis pas seulement un malade mais aussi une personne et l'on s'intéresse beaucoup à moi ». L'intérêt porté à un malade est inducteur de confiance. L'inclusion dans un essai est donc une garantie supplémentaire de la qualité des soins et de la qualité de vie pendant les soins. Le plan cancer de Jacques Chirac (mesure 67) incitait les services universitaires de cancérologie à inclure au moins 10% des malades dans la recherche clinique comme un critère de qualité des soins et du progrès dans le traitement.
Les patientes actuellement sous traitement, et même en rechute, doivent garder espoir. On progresse avec l'arrivée de nouvelles molécules. La recherche clinique grâce à la sauvegarde de l'éthique médicale, mérite d'avoir l'adhésion des malades.

INSTITUTIONS

Un médecin hospitalo-universitaire est chargé de trois fonctions : l'enseignement, les soins, et la recherche. Il peut difficilement les assumer toutes pleinement. Quelques-uns, quelques-unes peuvent y arriver et je les félicite. L'ensemble du corps enseignant atteint ces objectifs collectivement plutôt que chacun de nous à titre individuel. La quatrième fonction échoit à ceux qui sont nommés directeur d'établissement. Il s'agit de la gestion. Je l'ai connue à partir d'octobre 1981 quand j'ai été nommé directeur du Centre de Cancérologie de Montpellier par Jack Ralite nouveau ministre de la Santé. Cette nomination entraîne la responsabilité d'exécuter le budget et de représenter l'établissement dans tous les actes de la vie civile. Il s'agit d'une préoccupation de base illimitée avec la possibilité d'événements inopinés pour lesquels vous êtes directement concernés. Ce n'est pas une grosse difficulté mais une singularité de la fonction. Comme directeur j'entrai à la Fédération des Centres de lutte contre le cancer où il m'est arrivé une aventure imprévue. Je siégeais depuis à peine 1 ans lorsque le président de la Fédération annonça son départ avant la fin de son mandat. Je fus sollicité pour me présenter alors que je voulais surtout compléter ma formation de directeur. Deux personnalités fortes auraient pu se présenter en face à face, mais chacune des deux trouvait mon arrivée intéressante pour éviter une élection difficile. Avec un très bon secrétaire fédéral, je serai bien secondé. Du travail en plus, mais c'était bon pour ma formation, pour le centre de Montpellier et peut-être pour la Fédération puisque c'est elle qui m'incitait à la candidature... Cette fonction m'a donné une plus grande expérience.
Après mon mandat au Centre de Cancérologie, avec la nomination de Jean Bernard Dubois comme directeur, j'ai assumé une responsabilité universitaire bénévole et j'ai préparé ma candidature à la Ligue nationale contre le Cancer. J'ai pris également le temps de lever la tête et de regarder le ciel en entrant dans l'association Geospace.

Professeur à la Faculté de Médecine. Une passion pour l'enseignement

Mademoiselle Lucie, maîtresse de l'école des garçons à Florensac, m'a fait aimer l'enseignement. Son fiancé avait été tué lors de la Première Guerre mondiale et ses élèves étaient sa famille. Elle était claire, convaincante, passionnée par son métier. Elle n'avait pas l'occasion de punir, elle était respectée. À la rigueur un simulacre de coup de règle sur les doigts d'Antoine qui rêvait toujours de travailler à la vigne quand il fallait travailler à l'école. À l'occasion du Certificat d'Études elle n'était pas fière de moi. « *Comment se fait-il que tu aies fait une demi-faute à la dictée alors que tu n'en faisais jamais avec moi ?* ». Je l'avais déçue. Elle ajouta : *« Quand tu te présentes à un examen, tu dois être capable de dire tout ce que tu sais pour ne pas avoir de regret* ». Je me suis efforcé de ne pas oublier cette consigne.

Dans l'enseignement supérieur on est surpris par la diversité pédagogique des enseignants. Le savoir de certains est peu transmissible oralement même si la compétence est réelle et reconnue officiellement par un titre. L'enseignement est une fonction très différente du soin et de la recherche. Pour moi, la clef de la transmission c'est de raccourcir la distance séparant l'enseignant de l'enseigné. Et pas seulement la distance physique. L'étudiant ne doit pas ressentir une différence de classe… de caste. Elle ne doit pas être suggérée par l'enseignant lui-même. Apprendre ne se fait pas dans la verticalité mais dans la transversalité du compagnonnage. Je décris ma façon d'enseigner mais il y en a d'autres. Quand je suis entré à 28 ans dans une salle de cours (les chefs de clinique-assistants doivent faire de l'enseignement et pas uniquement à l'hôpital), je me sentais guidé par les maîtres de notre École, et j'allais simplement être un maillon de la chaîne. Je crois que l'apparence réservée de certains enseignants est l'expression d'une crainte de ne pas pouvoir maîtriser l'amphithéâtre. J'essayais d'entrer dans l'arène sans forfanterie mais avec fierté. Le but n'est pas de dominer l'auditoire mais de l'intéresser, de lui donner envie. C'est exaltant dans un hémicycle avec des personnes qui vous surplombent. Voilà, nous sommes là pour gagner un match, mais ce n'est pas moi contre vous ou l'inverse. C'est ensemble que l'on va aller plus loin dans la connaissance d'une maladie. La finalité de la médecine c'est de savoir porter assistance et traiter, pour cela il faut reconnaître la maladie et connaître le malade. La moitié des malades vont vous mettre sur la voie du diagnostic si vous leur laissez le temps d'exprimer leurs symptômes. C'est ensuite que vous aurez à rapprocher cela des signes que vous recueillerez à l'examen. Vous devez être à « l'écoute ».

La conviction passe par les yeux. Pour être vu de l'auditoire il ne faut pas se cacher derrière un rideau ininterrompu de diapositives. Pour que l'étudiant vous regarde il ne faut pas qu'il soit penché sur ses feuilles de papier comme pour un championnat de vitesse d'écriture. En début de cours, je recommandais de prendre des notes sans avoir à tourner la page. Cela paraissait convenir. C'est par leurs remarques ou par leur satisfaction que les étudiants m'ont appris peu à peu à enseigner, comme les malades m'ont appris la relation soignant-soigné. Il est remarquable que le verbe apprendre fonctionne, lui-même dans les deux sens, passif et actif. Quand on transmet un savoir on ne le perd pas, au contraire on l'affine, on le conforte.
La transmission est un levier d'énergie et de confiance. Faut-il entrer dans l'amphithéâtre avec des notes à la main ? C'est au gré de chacun. Je n'en avais jamais pour ne pas être tenté de les regarder. Je ne récitais pas un cours mais je le racontais en le parsemant de faits cliniques. L'étudiant doit entrevoir un patient sur la toile de fond de la description. Lire un texte rompt le rythme et détourne l'attention. J'aime bien le proverbe que m'a appris l'écuyer en chef du Cadre noir de Saumur à l'issue d'une exhibition pour la Ligue : « l*e travail efface le travail* ». Si vous travaillez suffisamment en amont de l'exécution tout paraîtra facile et vous n'aurez pas l'air « laborieux ». La simplicité est la qualité majeure d'une présentation mais il n'est pas facile d'être simple. Seul celui qui sait peut écarter ce qui n'est pas essentiel au savoir. L'enseignant ne doit pas seulement transmettre le savoir, il doit transmettre la ferveur pour la médecine.et pour son exercice.

J'ai été un enseignant sollicité pour siéger à des jurys de thèse de médecine. En 1977 j'ai battu mon record personnel. Cela n'est pas en relation avec un savoir ou une épreuve scientifique. Dans un jury de médecine, qui délivre un diplôme d'exercice, il est fréquent que siège un membre du jury peu familier du sujet. C'est l'inverse pour une thèse de sciences où le juré naïf serait ridiculisé par les remarques du candidat qui a travaillé 3 ou 4 ans sur un sujet. Quand un étudiant soutient une thèse de médecine il aime bien, avec l'accord du président de jury, choisir un enseignant qu'il a connu par ses cours ou ses stages hospitaliers. Celui-ci est là pour juger « une scolarité » et une aptitude à exercer une profession. C'est à ce titre que j'ai passé autant de fois la robe de thèse, embellie d'un camail de chanoine pour les professeurs de première classe, ceux qui avaient le droit d'entrer à cheval dans la cathédrale mitoyenne de la Faculté voici quelques siècles ! Aujourd'hui, quand je rencontre un médecin qui me dit simplement *« j'aimais bien vos cours »,* j'ai envie d'ajouter *« moi aussi je les aimais ».* Avoir des élèves c'est une certitude de rester dans le souvenir. J'ai considéré que c'était un honneur de rendre à notre Faculté, l'alma mater, tout ce qu'elle m'avait donné et je lui suis encore reconnaissant.

J'ai continué à servir la faculté pendant 9 ans comme Vice-Doyen de notre École, d'abord auprès du Doyen Bénézech puis du Doyen Mirouze. J'ai assisté à l'évolution de l'enseignement avec la désaffection des cours magistraux dans le 2e cycle d'études médicales au profit des cours polycopiés, puis de l'enseignement numérique. Actuellement la plus vieille faculté de Médecine en exercice d'Europe est également dotée des bâtiments et des outils pédagogiques parmi les plus modernes. Professeur honoraire je suis toujours dans le personnel enseignant dont la liste est présente sur toutes les thèses de la Faculté… et je me sens encore sous l'autorité du Doyen de la faculté de médecine de Montpellier.

Qui est vraiment votre élève ?

Jean Bernard Dubois m'a succédé à la direction du Centre et Philippe Rouanet à la Faculté. Ce sont mes élèves. Il faut aller plus loin dans la définition. Votre élève est-il celui qui a assisté à vos cours ? Celui qui a vécu des heures de salle opératoire avec vous ? Celui dont vous avez jugé la thèse de médecine ? Ces critères font beaucoup d'élèves. Il y a une définition plus directe. Votre élève est celui qui vous aborde dans la rue, dans un stade, au restaurant, dans un aéroport, dans une gare, à la fin d'un spectacle. Il vient à vous simplement et il vous dit « j'ai été votre élève » ou « je suis votre élève ». Cette définition basée sur une simple déclaration est suffisante. Il peut y avoir des preuves, mais elles ne sont pas indispensables. Albert Zafy était un chirurgien de Madagascar. Il a exercé beaucoup plus d'années comme chirurgien que comme Président de la République de son pays (1993-1996). Pendant son mandat il est venu officiellement à Montpellier dans le cadre de la coopération franco-malgache. Un dîner de clôture en son honneur a eu lieu en Préfecture de région. Le Président Zafy a demandé au Préfet que je sois invité à sa table. Je l'avais à dire vrai un peu oublié, mais il m'a rappelé qu'il était mon élève. J'ai beaucoup de preuves moins officielles mais convaincantes. Manuel Gallardo, chirurgien du Chili, m'a envoyé des graines de ceibo, car il sait que j'aime cet arbre. Il est mon élève. La preuve par le ceibo est aussi belle que celle par la préfecture. Est mon élève également celui qui m'encourage à écrire ce livre, le professeur Alain Diméglio.

Venez à Montpellier pour apprendre la médecine ou... pour l'enseigner ? (1181)

La déclaration de Guilhem VIII, seigneur de Montpellier, en janvier 1181, est étonnante *« Quelque prière ou offre d'argent qui puissent m'être faites, je ne donnerai concession à personne d'être la seule à enseigner la médecine, une science aussi excellente. Je veux que tout homme, quel qu'il soit, et d'où qu'il soit, qui viendra diriger une école de médecine à Montpellier, puisse le faire sans obstacle. Ceci je l'approuve et le confirme de*

façon irrévocable et j'adjoins à tous mes successeurs de ne rien faire à l'avenir contre ces dispositions » (texte original).
J'ai connu des traductions plus libres et imaginatives : *« Que vous soyez chrétiens, juif ou arabe, venez ouvrir une école de médecine à Montpellier, et si vous enseignez bien vous aurez des élèves et vous continuerez ».* Ce texte contient deux convictions fortes : l'enseignement est universel et la satisfaction des enseignés est un critère de qualité du maître. Cela est écrit 8 siècles avant que des universités d'avant garde ne demandent aux étudiants de « noter » les professeurs. Aujourd'hui, l'évaluation des enseignants fait partie de la vie courante des universités nord-américaines.
Ce que Guilhem VIII avait omis c'est une évaluation de l'enseignant en amont de la liberté d'enseigner… Conrad d'Urach, né en Germanie, ancien abbé de Cîteaux, Cardinal de Porto (en Italie), légat du pape (quel parcours !), allait réellement fonder l'École de Médecine le 17 août 1220 en lui donnant des statuts remarquables par leur contenu. Le recrutement des enseignants est bien encadré : *« Que nul n'exerce l'enseignement de la médecine à Montpellier s'il ne l'a déjà enseigné jusque-là ».* On titularise donc les professeurs autoproclamés mais ils constituent un cadre en extinction. Dorénavant le postulant à l'enseignement : *« aura été examiné et approuvé par l'Évêque de Maguelonne et par quelques professeurs qu'on laisse à sa bonne foi le soin de s'adjoindre en les choisissant à son gré ».* Ensuite les statuts réglementent les relations entre enseignants et les rapports entre enseignants et enseignés dans un code de « déontologie » très explicite.
Guilhem VIII avait envoyé un carton d'invitation au monde entier pour fonder une École à la guise de chacun. Conrad d'Urach sonne la fin de la récréation en affirmant qu'une École digne de ce nom doit avoir un règlement opposable aux deux parties : enseignants et enseignés, avec pour chacune d'elles des droits et des devoirs.

Construction du centre de cancérologie de Montpellier

La construction du Centre de Cancérologie a été rendue possible par une conjonction d'opportunités heureuses qui répondaient à un besoin de santé publique. Au début des années 1970 l'augmentation du nombre de malades qui se confiaient à notre équipe et la complexité croissante des traitements entrainaient des difficultés. Sur trois points-clés, le nombre de lits, le plateau technique et le secteur de consultations nous avions du retard sur les normes. Des solutions provisoires avaient été retenues comme la mise à disposition de 30 lits par l'hôpital du Grau-du-Roi. Le pavillon dans lequel nous étions locataires de l'hôpital public ne pouvait pas être agrandi. C'est Paul Lamarque lui-même qui, à titre posthume en quelque sorte, nous avait transmis la clé du transfert sur un autre site.

Le financement du centre en 1970 était assuré selon les modalités du prix de journée. Mais au temps de la direction de Paul Lamarque le financement relevait des honoraires médicaux. Les neuf médecins les plus anciens de l'établissement avaient généré une somme d'honoraires supérieure à la masse salariale qui les rétribuait. Nous étions à temps plein exclusif sans secteur privé. Paul Lamarque avait conservé ces ressources financières dans le bilan. Avec Claude Solassol, chirurgien à temps plein comme moi, nous avions la confiance totale de notre directeur Claude Romieu pour essayer de mobiliser ces ressources afin de construire un nouveau pavillon. Claude fut déterminant en amenant dans notre réflexion un conseiller de gestion qui allait jouer un rôle important dans l'essor du centre. Ce conseiller, André Vial, avait l'expérience de travailler dans le secteur privé à but non lucratif. Il avait à la fois le savoir et le savoir-faire étant directeur d'un centre de dialyse.

Le dossier concernant la mobilisation du reliquat d'honoraires fut présenté un an plus tard avec la triple validation du Trésorier Payeur Général, de la Direction des Affaires Sanitaires et sociales et de l'Assurance-Maladie. Les neufs médecins furent destinataires des sommes qu'ils avaient contribué à produire à condition qu'elles soient affectées en totalité à un emprunt pour construire un pavillon de 30 lits avec un grand secteur de consultation. Le centre serait locataire, le bâtiment lui revenant

en fin de bail lorsque le service de l'emprunt serait couvert. L'Assurance Maladie avait demandé que le loyer ne dépasse pas 8% du prix de journée, ce qui fut tenu.
Le pavillon fut ouvert en 1976. Il fut la première étape d'une série de constructions dans un dispositif semi pavillonnaire comme dans les grands campus universitaires américains. Fort heureusement nous n'avons pas pu obtenir une subvention majeure qui aurait abouti à l'édification d'un grand bloc massif. Un pavillon de radiothérapie, puis le centre de prévention Épidaure, puis le bâtiment de médecine nucléaire furent ajoutés. Le transfert des lits chirurgicaux et du bloc opératoire fut l'affaire du Conseil Régional du Languedoc-Roussillon et du Conseil Général de l'Hérault. Bien qu'elles soient de sensibilités politiques différentes les deux collectivités s'unirent pour une bonne cause et assumèrent une maîtrise d'ouvrage conjointe avec un mandataire commun, Dominique Renucci, maître d'ouvrage délégué de Jacques Blanc et de Gérard Saumade, présidents de chacune des collectivités. Ce type de montage fut reproduit par le CHU de Montpellier quelques années plus tard pour l'hôpital Arnaud de Villeneuve. L'ensemble du transfert hospitalier s'est donc déroulé sur 17 ans avec le concours architectural majoritaire du cabinet Pierre Tourre et un souci de cohérence de l'ensemble, assurée par un ingénieur, Bernard Peltier. Sur un terrain de 7 hectares, acquis lui-même avec le reliquat des honoraires médicaux, nous avons pu réaliser la première étape d'un bâtiment pour la recherche. À l'issu du programme Montpellier et le Languedoc disposaient d'un Centre régional de lutte contre le cancer parmi les plus modernes de notre pays. Son nom actuel est l'Institut du Cancer de Montpellier (ICM, Directeur Marc Ychou).

Quelles sont les caractéristiques des centres de lutte contre le cancer ?

Les Centres régionaux de lutte contre le cancer (CRLC) ne sont pas une exception française. Une fédération regroupant des Centres en Europe compte plus de 40 membres. Dans la plupart des pays du monde de telles structures existent, regroupant hospitalisation, plateaux techniques de traitement, laboratoires et le plus souvent recherche. Les CRLC français ont parmi leurs fondateurs deux personnalités déjà reconnues pour leur capacité d'innovation pendant la Première Guerre mondiale. Justin Godart et Claudius Regaud, l'un Secrétaire d'État à la Santé, l'autre biologiste, avaient créé à la Bouleuse près de Reims, juste en retrait de la ligne de front un hôpital pour la prise en charge rapide des blessés. Il y avait également un secteur d'enseignement pour identifier les meilleures pratiques, donc une sorte de petit CHU délocalisé. Justin Godart avait prononcé une belle phrase : *« Je ne suis pas militaire, je ne suis pas médecin, je ne suis pas administratif, je suis le blessé ! ».* Pourrait-on transposer *« Je ne suis pas chirurgien, ni radiothérapeute, ni chimiothérapeute, je suis le malade ».* Si l'on veut être près du blessé il faut accepter d'être proche de l'ennemi donc être dans le combat. C'est dans ce même esprit combattant que Justin Godart créa en 1918 la Ligue franco-anglo-américaine Contre le Cancer, signifiant ainsi qu'il fallait une autre alliance contre le cancer. C'est l'association de la chirurgie et d'une nouvelle arme prometteuse, la radiothérapie qui fit naître l'idée de réunir ces deux piliers dans un même lieu. Cela vingt ans seulement après la découverte de Roentgen en 1898. En 1924 sept Centres anticancéreux étaient déjà ouverts dont celui de Montpellier pour arriver à 20 en 1939. La véritable date de naissance des Centres est l'ordonnance du Général de Gaulle en 1945. Quelle coïncidence ! L'idée avait émergé de la Première Guerre mondiale et la concrétisation de la fin de la Deuxième Guerre.

Ces établissements ont la capacité d'utilité publique et dépendent du ministère de la Santé. Leur ressort géographique est régional. Le Préfet de région préside le conseil d'administration et non le maire de la ville. Le directeur du centre est médecin cette singularité est compatible avec la taille relativement modeste de l'établissement. L'ensemble des 20 centres français dispose de 4 000 lits d'hospitalisation capacité inférieure à celle d'un seul grand CHU (Lyon 5 300 lits). Les médecins du centre ne peuvent avoir un secteur privé libéral. Les Centres peuvent établir des conventions avec le CHU, l'Université et les Collectivités publiques.

J'ai été souvent interpellé sur les relations entre les Centres et les CHU. Une concurrence? Une émulation? Une complémentarité ? Une mésentente ne serait pas respectueuse des malades une complémentarité est nécessaire. Le secteur libéral est lui aussi performant en cancérologie dans notre pays. La coopération entre les centres et les CHU se fait à travers des conventions partageant des compétences médicales, des plateaux techniques et des projets de recherche. Sur le plan national, j'étais très bien placé à la Fédération des Centres pour suivre et subir quelques soubresauts entre les deux institutions. En mai 1981 Jack Ralite devient ministre de la Santé et déclare avec un humour maîtrisé qu'il prendrait quelques conseillers socialistes pour ne pas avoir que des « globules rouges » (sic) dans son cabinet. Il ouvrit alors une grande Concertation publique sur le cancer, étendue sur 18 mois. Certains pensaient qu'il allait opter pour un grand secteur public unifié regroupant dans l'hôpital public tous les « participants » au service public dont les Centres. Il avait dit vouloir faire évoluer les CRLC dans un discours prononcé à Villejuif. Il commença la Concertation en venant… à Montpellier le 1er octobre et je le reçus avec le Doyen Solassol. D'un abord cordial, brillant dans ses propos, il témoignait de l'importance qu'il donnerait aux conclusions de la Concertation. C'est alors que dans toutes les réunions publiques disséminées sur le territoire national, dans les amphithéâtres et dans les salles de cinéma des malades se levaient et disaient qu'ils étaient très satisfaits des soins reçus dans les Centres. J'en fus le témoin un peu surpris par la densité et la vigueur des témoignages. Comme il y avait toujours des comptes rendus écrits ce plaidoyer prenait consistance. En janvier 1983, la réunion de clôture de la Concertation se déroulait dans le grand amphithéâtre de l'UNESCO. C'était mon premier exercice à la tribune comme représentant de la Fédération des Centres. J'avais été élu à la présidence de la Fédération 1 mois plus tôt. C'était aussi la preuve que les Centres étaient toujours présents. Jack Ralite fit en clôture un discours brillant en débutant par *« Au commencement était le Verbe »*… il cita De Gaulle et Jean XXIII et montra beaucoup d'empathie pour les malades qu'il incitait à tenir un rôle d'experts pour les questions de santé. Cela fut réalisé plus tard mais il avait vu juste.

Une autre période de réflexions a été la Mission que reçut l'Inspection générale des Affaires sociales (IGAS) pour expertiser les Centres et faire un rapport au ministre sur l'évolution de l'Institution. La Mission comprenait quatre inspecteurs généraux dont Maurice Ramond, chef de Mission, compétent, et rigoureux. Le rapport fut publié à l'automne 1993. Il reflète avec sincérité les points forts et les insuffisances mais nous étions surtout avides de lire le chapitre des orientations et préconisations. Trois étaient écrites dans l'ordre :

1. On fait entrer les CRLC dans le secteur public en supprimant les Centres (encore !) ;
2. On garde 2 Centres : Curie et Villejuif, on supprime les autres ;
3. On maintient et on encourage l'excellence.

Je conseille à toute personne qui lit une liste de préconisations de s'intéresser spécialement à la dernière, quel que soit le domaine. C'est habituellement celle qui a la préférence du rapporteur. Celles qui la précèdent ne sont pas classées par ordre hiérarchique. Le rapporteur est suffisamment avisé pour ne pas donner sa préférence. C'est le destinataire du rapport qui doit décider.

Une petite anicroche survint pendant que Madame Simone Veil était ministre de la Santé… cela peut arriver. André Ribet, conseiller très écouté de la ministre, me dit que Madame Veil était « un peu irritée » par l'affaire. Nous nous connaissions bien en tant que voisins universitaires de Toulouse à Montpellier et réunis par des affinités biterroises. Je lui demandai s'il jugeait utile un rendez-vous avec Madame Veil. *« C'est trop tôt, me dit-il, on verra un peu plus tard »*. Quelques mois plus tard lors d'une rencontre, je lui demandai si le moment était venu : *« C'est trop tard, tout va bien »*. L'incident était clos. L'avenir des Centres est donc remis en question de façon récurrente ce qui est parfois signe de longévité et qui n'est pas gênant pour travailler. Pour ce qui me concerne j'ai appliqué un principe simple : pour justifier son existence il faut faire preuve de son utilité et pour être utile il faut être actif pour les autres… en l'occurrence les autres ce sont les personnes soignées pour un cancer.

Pendant 14 ans, j'ai eu l'honneur de servir la Fédération des centres. J'ai travaillé avec les directeurs de CLCC successifs et le remarquable secrétaire fédéral Jean Lassechere. Durant ces années, les Centres ont évolué et leur environnement s'est considérablement modifié. C'est une loi naturelle d'être imité quand on est innovant, c'est une reconnaissance d'existence et d'utilité. Depuis deux ou trois décennies, nous ne sommes plus isolés comme structures de soins dédiées à la cancérologie. C'est une chance pour nous comme c'est une chance pour les malades. Nous avons appris aux autres, mais nous avons aussi appris des autres et les Centres continueront à apprendre. La Fédération a pris le nom d'Unicancer.

Mon engagement au pôle universitaire européen de Montpellier

En 1994, le Ministère de l'Enseignement supérieur et de la Recherche installa dans 10 des plus grandes villes universitaires françaises des zones de coopération appelées « Pôle universitaire européen ». Ce concept, au titre surdimensionné, voulait faciliter une fusion ultérieure des universités d'une même ville. Les noms d'Oxford, de Harvard sont prestigieux et se suffisent. On n'imagine pas que puissent coexister Oxford I, Oxford II et Oxford III, comme il y avait Montpellier I, II et III, sur le site montpelliérain. La formule administrative et juridique retenue pour les Pôles, le Groupement d'Intérêt Public (GIP) était adaptée car souple. Elle associe des partenaires publics et privés pour des missions d'intérêt public. Le premier président du Pôle à Montpellier était Edmond Henri Fischer, prix Nobel de Médecine en 1992 pour ses travaux sur la phosphorylation des protéines. Il venait de Seattle pour les conseils d'administration et fut lassé de constater la tension, typiquement méditerranéenne, qui imprégnait ces années-là les débats des trois Collectivités : la Région Languedoc-Roussillon, le département de l'Hérault et la ville de Montpellier. Il me transmit la présidence lors de mon élection à son poste, en avril 1996. Je n'avais jamais rencontré un environnement administratif aussi particulier :

- le Groupement d'Intérêt Public est constitué pour une période de 4 ans. S'il est inopérant il suffit de ne pas le renouveler ;
- le budget contribue à la coordination des actions interuniversitaires ;
- le président n'a pas droit de vote. Il est là pour proposer et mettre en œuvre les délibérations du conseil ;
- l'engagement des dépenses est contrôlé par l'État en la personne du Trésorier Payeur général qui détache à temps partiel un collaborateur. De ce fait les finances sont toujours saines car on ne peut engager que l'argent disponible ;
- enfin le président est bénévole. Il est entouré d'une équipe petite et très motivée formée d'agents détachés des universités et d'universitaires et d'ingénieurs bénévoles.

J'ai eu le plaisir de travailler pendant 10 ans avec Jean Paul Fernandez, directeur, et avec de nombreux présidents d'Universités. Les Recteurs de Montpellier siégeant au CA du Pôle comme commissaires du Gouvernement ont toujours soutenu nos actions. Des réalisations intéressantes sont restées pour les universités et les étudiants. La plus utile à mon sens a été l'organisation de l'accueil des étudiants étrangers très nombreux à Montpellier. Le Pôle a pu assurer dans ses locaux les formalités administratives d'obtention des cartes de séjour et des titres indispensables à leur présence à Montpellier pour la durée de leurs études. Les Préfets ont fait du Pôle un « service extra muros » accueillant des milliers d'étudiants qui venaient constituer leur dossier avec l'aide d'agents administratifs mais aussi l'aide d'étudiants de leur pays d'origine (on y parlait 5 langues étrangères) déjà résidents dans la ville. Ils revenaient ensuite pour reprendre leur dossier après le temps nécessaire à la validation. Le Pôle a laissé deux réalisations immobilières dans la ville : une Maison Internationale, hôtel résidentiel pour les étudiants et doctorants étrangers, remarquablement située auprès de la station de tramway Occitanie et l'amphithéâtre Charles Flahaut entièrement restauré dans l'Institut de Botanique. Des liens de confiance ont été établis avec les présidents d'Universités, notamment avec le Président Michel Avérous qui a jeté les bases d'une université numérique. Sur la lancée d'une amitié construite au Pôle nous avons favorisé, plusieurs années après, l'installation d'un Centre de Soins universitaire. Des liens amicaux sont maintenus avec des présidents. À ce titre j'ai préfacé l'ouvrage du président Jean Marie Miossec « opération Saint Charles » édité par l'Harmattan en 2019. Le Pôle a été une étape importante de la fusion de l'Université I et de l'Université II devenues l'Université de Montpellier.

On ne regarde pas assez le ciel… ni la terre

Pendant quelques années j'ai apporté de l'aide à une association valeureuse, Geospace au nom bien construit réunissant la terre et le ciel. L'association était soutenue par le Conseil Général de l'Hérault car elle avait un rôle pédagogique dans le domaine de la culture scientifique et technique Il y avait des programmes que les professeurs des écoles appréciaient en amenant une classe dans des rencontres programmées. Nous étions hébergés dans un bâtiment de l'Université des sciences avec un savoir reconnu. En 2007 Dalil Boubakeur a demandé des précisions pour fixer le début du ramadan. Danny Mendre une responsable de Geospace lui a répondu : *» le 12 septembre à Paris le soleil se couchera à 18h09, la hauteur de la Lune ne sera que de 1 degré 1, et le croissant de lune ne sera pas visible... Le 13 septembre le soleil se couchera à 18h07 et le croissant de lune devrait être observable. »* Cela permit de préciser le début du ramadan.
C'est à Geospace que j'ai pu apprendre quelques lettres du ciel Quand on est à l'école maternelle il y a un âge où l'on peut identifier des lettres mais pas les mots, donc on ne sait pas encore lire. J'en suis resté à ce stade pour le ciel. Je ne sais pas le lire mais je peux reconnaître une trentaine d'étoiles. Au mois d'août on peut voir Véga, une magnifique étoile bleue au zénith, sur le sommet du toit de la nuit. Il faut étirer au maximum les vertèbres cervicales. Orion est la plus belle constellation du ciel d'hiver. La galaxie d'Andromède est l'objet le plus lointain de l'univers visible à l'œil nu. C'est une galaxie qui contient 1 000 milliards d'étoiles. Étant grand-père de jumeaux, je sais où trouver leur

constellation dans la lointaine banlieue d'Orion. Ignorer tout cela ne nuit pas à la santé mais c'est rassurant d'avoir quelques repères dans la nuit.
Un soir dans le désert tunisien, près de Tatahouine, sous un ciel merveilleux, des amis ont voulu que je leur apprenne quelques lettres du ciel car ils n'étaient pas encore admis en maternelle stellaire et j'avais un peu d'avance sur eux. Cette leçon très rudimentaire eut un prolongement grâce à mon ami Maurice Schneider, président de la Ligue à Nice. Lors de mon départ de la Ligue, j'ai reçu un tableau de la constellation du Cancer situant une étoile qui porte mon nom. Il y a des milliards de milliards d'étoiles. Il en reste beaucoup à la « vente ». Cette acquisition a été faite auprès de l'Organisation « International Star Registry » dénommant des étoiles de façon non officielle. Je sais où est la « mienne » mais seulement sur le tableau. C'est le plus petit des points perceptibles. C'est bien de recevoir un cadeau qui sort de l'ordinaire.
Je considère qu'il y a beaucoup de sites d'émerveillement sur notre terre. Des paysages émouvants, surprenants, même s'ils sont moins connus que les chutes d'Iguaçu ou Bryce Canyon. Je ne veux pas faire un répertoire des sites du Languedoc mais quand vous regardez l'étang de Montady ou la cité de Minerve l'émotion n'est pas loin. Apprendre de la nature vous donne le regard ébloui de l'enfant déchirant le papier entourant ses cadeaux de Noël… Je n'ai jamais vu le lac Baïkal. Quand j'apprends qu'il est le plus grand réservoir d'eau douce du monde j'ouvre de grands yeux. Quand on me dit que pour le remplir, s'il était vidé, il faudrait que tous les fleuves du monde se déversent dans lui pendant un an !!! mais oui ! l'Amazone, le Mississippi, le Yang-Tsé, le Danube et tous les autres, c'est à peine croyable mais j'ai tendance à le croire.

Garder un regard d'enfant vous rapproche de vos parents.

À propos d'un orateur lors d'un congrès médical

- Quand il expose, le premier tiers est lumineux et vous êtes réjoui de tout comprendre aussi vite.
- Dans le deuxième tiers de l'exposé vous constatez qu'il est de plus en plus seul à comprendre.
- Dans le troisième tiers, il va si loin dans la complexité qu'il vous rassure en vous convainquant que lui non plus ne comprend pas tout.

Une communication scientifique aventureuse

En 1968 lors d'un colloque scientifique sous la présidence du grand hépatologue parisien Jacques Caroli, un chirurgien rapporte un procédé très imaginatif pour abaisser le taux de cholestérol. Il sectionnait les racines du canal thoracique, qui ramène une partie des graisses de l'alimentation depuis l'abdomen vers la veine cave supérieure. Cela entraînait un reflux de lipides vers le tube digestif avec une légère diarrhée. Les constantes biologiques s'amélioraient : baisse du cholestérol et de la pression artérielle... Il publiait deux observations sans aucun recul de temps. J'étais très impatient d'entendre les commentaires de Caroli. Il fut direct et magistral : « *Mon cher X. si je ne vous connaissais pas je ne croirais pas un mot de ce que vous avancez* ». Puis il appela la publication suivante.
Pour ce qui est de la communication montpelliéraine que j'ai présentée avec Claude Solassol, elle a été bien reçue. Il est vrai que nous avions été invités par Jacques Caroli, qui s'intéressait à nos travaux. À l'issue du colloque il nous convia chez lui avec ses élèves.

Qui est le plus important à l'hôpital ?

Jacques Guillot l'ancien président du comité de Paris de la Ligue avait fait une belle carrière hospitalière qui l'a amené jusqu'à la direction des hôpitaux au Ministère de la Santé. Quand il avait été nommé Directeur général des hôpitaux de Marseille il a fait comme il se doit une visite de courtoisie à Gaston Defferre président du conseil d'administration de l'hôpital en qualité de maire de la ville. Avec déférence il a commencé une phrase qu'il n'a pas su comment terminer : « *Monsieur le Maire s'il y avait un jour une divergence importante entre nous... sur l'orientation de l'hôpital...je ne manquerais pas .... de vous présenter... ma démission....* » Le voyant mal à l'aise Gaston Defferre l'a interrompu en souriant : « *Je vous remercie de ne pas envisager l'hypothèse où c'est moi qui devrait quitter Marseille* ».

Un très court rendez-vous à l'Élysée (2008)

À la fin de mon mandat de président de La Ligue, j'ai quitté de ce fait ma fonction de vice-président de l'Institut National du Cancer, qui lui est attachée. Son président, Dominique Maraninchi, souhaitait que je l'aide à terminer quelques actions que nous avions engagées. Ce n'était pas une fonction officielle mais nous sommes convenus qu'il était préférable de recueillir l'avis de l'entourage du président Sarkozy. Je fus donc reçu à l'Élysée, en janvier 2008, par deux conseillers du nouveau président. L'accueil fut sans relief. Je compris par les seules questions posées que mes interlocuteurs avaient une connaissance limitée du premier Plan Cancer et de la cancérologie clinique. Probablement j'étais trop proche de Jacques Chirac dans un temps de rupture et même trop proche des malades. Cela fut dit autrement : j'étais trop loin de la recherche. L'élaboration du deuxième plan Cancer fut confiée... à un néphrologue qui n'a d'ailleurs pas démérité. C'était bien ainsi. J'avais travaillé trop directement avec les conseillers du président Chirac pour qu'une pareille proximité soit recréée. Héraclite l'a écrit : « *On ne se baigne jamais deux fois dans le même fleuve* ». Maraninchi a réussi pleinement son mandat de président de l'INCA sans mon concours.

Il faut savoir répondre rapidement

Un détenu était hospitalisé au Centre de Cancérologie de Montpellier pendant la durée de sa peine. Il était interdit de séjour dans son département de résidence. Sa notoriété nationale était très grande et lui valait la présence d'un policier devant la porte de sa chambre nuit et jour. Comme malade il était calme, discipliné et respectueux des soignants. Un après-midi j'entrais dans sa chambre lors d'une contre-visite à l'ancienne avec la surveillante, l'interne et l'infirmière. Un visiteur du patient qui s'était effacé à notre entrée fit un pas vers moi en me disant « *Monsieur, je vous ai vu dans un poker à Toulouse.* » Mon équipe était clouée sur place, mais ma réponse était déjà partie du tac au tac « *Monsieur c'était le 21 avril 1974, un dimanche. Béziers a battu Brive 19 à 9 au Stadium de Toulouse en demi-finale du championnat. Après le match j'ai rejoint le bar où des amis m'avaient donné rendez-vous pour rentrer à Montpellier. C'est normal que vous vous souveniez de moi car vous m'avez mis à la porte dès mon arrivée quand j'ai commencé à parler du match.* »
À mon tour je me suis fait le plaisir de lui demander de sortir. La visite s'est poursuivie normalement et nous nous sommes occupés du patient qui paraissait avoir apprécié ma réponse. J'ai senti qu'il n'aurait pas été déçu que je sache jouer au poker.

Corsaire ou pirate ?

Pendant les années qui ont suivi la réalisation du centre de prévention Épidaure, j'étais parfois l'objet de critiques concernant un soi-disant détournement d'argent des soins vers la prévention. Quand cela devenait insistant je contre-attaquais : « *Connaissez-vous la différence entre un corsaire et un pirate ? Le pirate courait pour lui. On le prenait, on le pendait. Le corsaire courait pour le roi. On le prenait, le roi payait la rançon.*
Et alors ? Pour Épidaure ?
Moi je suis un corsaire je ne cours pas pour moi. Je cours contre le cancer. » Quelques années plus tard j'ai été « gracié » par un

programme du Ministère de la santé appelé étrangement PMSI Programme de Médicalisation des Systèmes d'Information alors qu'il s'agissait simplement d'informatiser les données médicales! Il serait plus difficile de médicaliser les ordinateurs. Quand les résultats du programme furent publiés, le Centre de cancérologie de Montpellier, malgré l'inclusion du budget d'Épidaure, était le meilleur hôpital du Languedoc en ratio activité/budget. Encore quelques années et j'aurais bénéficié d'une élégante innovation comptable *« la fongibilité asymétrique » :* l'argent des soins peut se fondre dans la prévention mais l'argent de la prévention ne peut pas se fondre dans les soins.

Il n'aime pas les robots

Extrait d'une enquête du Quotidien du Médecin en 1999 sur la médecine du XXe siècle. Réponse de Charles, 12 ans, Strasbourg :

« Quand je serai grand, il n'y aura plus de médecins. Juste des machines qui te diront tout. Tu entreras dans la machine, elle t'examinera avec des rayons ou autre chose et te sortira tout de suite une petite feuille avec l'ordonnance et tout ce qu'il faut... Ça ne me plaira pas forcément de me faire examiner comme ça mais c'est ce qui va se passer. En même temps, aller chez le médecin aujourd'hui, il y a des moments où c'est pénible : les médecins peuvent te regarder pendant des heures, des fois pour ne rien trouver ! En fait, il restera quelques médecins... Et puis, il y en aura peut-être aussi dans les hôpitaux, pour faire les opérations parce que, quand même, se faire opérer par un robot, c'est dangereux. »

****

« Quand les médecins étaient ignares ils étaient sacrés, quand ils étaient savants mais inefficaces ils étaient respectés, maintenant qu'ils sont efficaces ils sont suspectés en cas d'échec. »

Bernard Guiraud-Chaumeil, ancien doyen de Toulouse

****

« Il ne faut pas demander à ses collaborateurs de rendre compte de ce qu'ils auraient pu faire s'ils n'avaient pas passé leur temps à rendre compte. »

Auguste Detoeuf, polytechnicien

EN LANGUEDOC

Je suis né dans le village de Florensac à 20 kilomètres de Béziers et j'ai grandi dans les vignes. J'ai fait mes études à Montpellier. J'ai exercé ma profession à Montpellier mais aussi dans le Languedoc. À Perpignan, à Béziers, à Mende je donnais des consultations publiques deux fois par mois dans une convention entre le Centre de lutte contre le cancer et les Conseils généraux. J'allais également à Nîmes, devenue ville universitaire dans la faculté de Montpellier-Nîmes. J'ai beaucoup donné au Languedoc et ses habitants me l'ont bien rendu. On peut penser que je suis modeste ou que je suis orgueilleux. Ce n'est pas grave. En fait je suis simplement fier de mes racines, de mon « pays », le Languedoc devenu Occitanie. Ce que je vais décrire sort parfois de la médecine mais dans une vie tout se tient. Mon mandat de maire de Lanuéjols est indirectement lié à mon activité médicale.

Mon premier travail

Florensac est un village viticole de la plaine de l'Hérault. On parlerait maintenant d'une petite ville mais en ce temps il n'y avait ni infirmière, ni dentiste, ni kinésithérapeute, ni même un magasin de vêtements de ville. Au moment des fêtes de Pâques, les parents amenaient leurs enfants à Pézenas ou à Béziers « pour les habiller ». La vie était rythmée par les travaux de la vigne. Il n'était pas envisageable que la rentrée scolaire se déroule avant que les vendanges ne soient terminées. Donc le premier travail que j'ai connu est celui de la terre. J'aidais mes parents, Louis et Jeanne, que j'ai toujours vu travailler. À l'âge de 14 ans je dus montrer ce que j'avais appris. Mon père était alité pendant 4 semaines du fait d'une fièvre de Malte, maladie que j'ai retrouvée sous le nom de » fièvre ondulante méditerranéenne » pendant mes études. C'était au mois de mai. J'ai quitté le collège pour remplacer mon père. Il m'a dit que c'était le moment du labourage. J'ai attelé le mulet et j'ai mis une charrue dans la charrette pour rejoindre une vigne. La première heure, en labourant nous avons arraché 4 ou 5 souches. Il avait l'habitude d'obéir à mon père et devait sentir que j'étais trop jeune. À la fin de la journée il avait compris que l'on pouvait s'entendre. Moi aussi j'avais compris une chose. Dans une vigne plantée à l'ancienne tu ne peux pas tourner avec une charrue en faisant volte-face. Quand tu commences un sillon, tu es obligé d'aller au bout... Il n'est pas possible de faire les choses à moitié. Plus tard, j'ai retrouvé cette obligation en chirurgie.

Médecine et cancérologie autour de l'étang de Thau

J'ai vécu enfant à quelques kilomètres de l'étang de Thau et j'ai gardé une attirance pour lui. C'est un des plus grands plans d'eau français mais on voit toujours « l'autre rive ». Cette remarque évoque la phrase de Virgile *« le bonheur est sur l'autre rive mais je sais que je l'atteindrai.* » Le bonheur de l'enfance c'étaient les parties de pêche aux coquillages alors si nombreux dans le sable. L'étang a la forme d'une grande table de banquet républicain. À la place d'honneur Sète entre la mer et l'étang. En face Mèze et Bouzigues. Aux extrémités Balaruc et Marseillan. Un peuple languedocien vit autour de l'étang, vignerons, pêcheurs, producteurs d'huîtres et de moules. J'avais l'ambition de rendre à l'étang ce qu'il m'avait donné en réalisant un livre reportage avec mon fils Pascal à la photographie et moi au texte. En fait Pascal, à juste titre, préféra préparer l'internat et me laissa orphelin de l'ouvrage avec une dédicace non suivie de texte :

À ceux qui connaissent l'étang de Thau et qui l'aiment
À ceux qui le connaîtront par ce livre et qui l'aimeront
Et même à ceux qui le connaîtront et qui croiront à un étang ordinaire.

C'est justement au bord de l'étang que j'ai commencé ma vie professionnelle, sous forme de « remplacements médicaux » à Balaruc puis à Sète. Ce sont des moments inoubliables où il faut passer de la théorie de la Faculté à la mise en œuvre sur le terrain. À Balaruc j'étais médecin généraliste dans une petite ville à vocation thermale prestigieuse depuis les Romains. À Sète je cumulais les fonctions de médecin généraliste et d'accoucheur en remplaçant le Docteur Bruniquel, célèbre dans la ville, à la fois médecin hospitalier et médecin libéral. Avant son départ il m'avait dit qu'il avait un remplaçant à l'hôpital mais que je pouvais être appelé en clientèle de ville. Il avait préparé des personnes aux techniques d'accouchement sans douleur (?) par des exercices respiratoires. L'une d'entre elles n'attendit pas le retour du titulaire et je fus appelé un après-midi dans un immeuble entre le Quai de la Marine et la Grande Rue Haute, rue mythique des sétois. Je trouvais en arrivant 5 ou 6 personnes dont l'une paraissait diriger les opérations par son autorité naturelle. Quand je faisais valoir les mérites de la respiration précédemment enseignée, elle insistait sur sa méthode personnelle *« plus tu crieras fort et plus tu accoucheras vite »*. Un jeune interne peut-il l'emporter sur une personnalité de la Grande rue haute, jouant de plus sur son terrain ? L'accouchement se déroula bruyamment et brillamment et j'eus l'honneur de couper le cordon ombilical. Il y eut une suite et quelque 40 ans plus tard je reçus une lettre d'un sétois me remerciant de l'avoir mis au monde…

Mais revenons à la cancérologie autour de l'étang. C'est d'abord le souvenir d'innombrables manifestations contre le cancer et pour La Ligue… des spectacles précédés d'allocutions au théâtre de Sète… des tournois de joute contre le cancer… une cérémonie au cours de laquelle je reçus l'ordre du Cheval Marin (l'hippocampe) des mains d'un truculent « commodore »… et une inoubliable soirée à Bouzigues le 14 août 1988 avec une brasucade géante de moules grillées suivie par plus de personnes qu'il n'y a d'habitants à Bouzigues avec l'appoint des touristes. Cet événement fut cité dans la revue « VIVRE » de la Ligue avec Bouzigues sur le pavois

Le point culminant de la générosité des habitants était à Bouzigues dans le mas de Georges Coste, tout près du restaurant la Côte Bleue dont le propriétaire, Monsieur Archambaud participait lui aussi à la lutte contre le cancer. Georges et moi étions devenus de vrais amis. Dès la belle saison je le retrouvai le dimanche matin dans son mas au bord de l'étang. Quelquefois des habitants des environs venaient déposer un dossier médical sur une table de triage des moules prétextant *« qu'ils me dérangeaient moins que s'ils venaient me voir à Montpellier.* » Je ramenais le dossier le dimanche suivant. Pendant une vingtaine d'années j'organisai des cours de perfectionnement sur le cancer du sein à Montpellier avec une soirée conviviale pour une grillade géante de moules préparée par Georges, son fils Christian et leurs amis voisins et voisines. Plusieurs journalistes nationaux que j'avais invités me disaient quand je les revoyais à Paris « *Quand ferez-vous d'autres soirées sur l'étang ?* » Ces repas où l'on était assis sur des bancs avaient plus de « sel » que des réceptions mondaines.

Deux grands cancérologues mondialement connus sont aussi venus sur l'étang. Bill Mac Guire, spécialiste du cancer du sein dont les élèves renouvellent, 25 ans après son décès, le plus grand colloque sur le cancer du sein à San-Antonio (Texas) tous les ans en décembre. Bill est venu pour la thèse de Pascal qui travailla un an dans son hôpital. Nous étions en début de mars. Il prit le temps de venir sur l'étang de Thau et voulut se mettre à l'eau. Nous étions vexés de demeurer sur le bateau alors qu'il se baignait dans « notre étang ». Nous l'avons rejoint mais nous n'avons pas ébruité ce fait car il n'est pas raisonnable pour des languedociens de se baigner en mars. Umberto Veronesi, précurseur des traitements conservateurs pour le cancer du sein, fondateur du Centre européen contre le cancer de Milan, futur ministre de la Santé de l'Italie, était lui aussi un soir de congrès, au bord de l'étang, parlant aussi librement avec le peuple de l'étang qu'avec les congressistes. L'ambiance était détendue et Georges Coste expliquait le travail des moules au futur ministre comme s'il s'agissait d'un touriste ordinaire.

En 1989 le Comité exécutif de l'Union Internationale Contre le Cancer (UICC) se réunit à Montpellier au Centre de Prévention Epidaure. Le repas convivial de clôture eut lieu à Bouzigues à la Côte Bleue. J'avais préféré faire mon allocution de bienvenue à Bouzigues plutôt que dans la solennité d'un amphithéâtre. Je me sentais plus à l'aise face à l'étang, vu ma maîtrise très imparfaite de l'anglais...je fus applaudi par politesse probablement car le Vice-Président de l'UICC, mon collègue chirurgien de Buenos Aires, Salomon Barg, me félicita en ces termes : « *Bravo Henri ! Tu parles l'anglais aussi bien que... je ... le français.* » J'étais remis à ma place.

Le sommet survint un soir de réunion des ligues européennes contre le cancer. Le rideau de fer commençait à se fissurer mais pas encore le mur de Berlin. Les ligues hongroises et tchèques nous avaient rejoints « sortant » pour la première fois. La nuit tombait sur l'étang où l'on voyait miroiter les lumières de Sète. L'atmosphère était douce et l'ambiance était à la ferveur d'être réunis pour une lutte qui dépasse toutes les frontières. Après que l'équipe de Georges Coste eut donné de la voix avec la chanson de l'étang « chagrin faî ta malla » (sans traduction !), il fallait absolument autre chose. Et c'est alors qu'un moment d'émotion survint. L'un de nous commença à fredonner l'air du chœur final de la IXe Symphonie. Et tous suivirent avec une émotion partagée. C'était magique !

Pourquoi j'aime les arbres

J'aime les arbres parce que mon père, vigneron, cultivait aussi un verger. Cette parcelle était suffisamment petite, 15 ares environ, pour que mes parents puissent vendre les pêches sans intermédiaire du producteur au consommateur. Pour moi c'étaient les meilleures pêches du monde mais je n'avais pas l'occasion d'en consommer d'autres donc il ne s'agit pas d'un essai comparatif.

◦ Lorsque je me suis installé à une bonne distance des centres-villes de Castelnau et de Montpellier j'ai pu acquérir un grand jardin. J'ai planté des arbres. Je ne veux pas dire du mal des fleurs mais je préfère les arbres parce qu'en plus ils donnent des fleurs. Il se trouve que certains arbres sont disposés par groupe de quatre ou cinq : amandiers, pins, grenadiers. J'ai vu cette disposition dans le parc de la Tête-d'Or à Lyon. Cette répartition est élégante et peut-être rassurante car les racines en se touchant et se croisant ont un sentiment de fraternité. Je me suis aperçu qu'il est difficile de contrarier la nature du sol. Certes les ginkgos bilobas, qui ont survécu à Hiroshima, n'ont plus peur de rien. Mais certains arbres que j'aime bien comme le sorbier des oiseleurs, souffrent en sol calcaire et en climat méditerranéen. Bien que je lui apporte du fer et de l'eau légèrement acidifiée mon châtaignier n'arrive pas à croire qu'il est encore sur le mont Lozère. Mon amour pour les arbres a été ravivé quand j'ai fait la connaissance de Raphaël et Babeth Colicci et de leur très riche conservatoire des arbres anciens sur les contreforts du Larzac. Il est plus facile de se reconnaître et de sympathiser entre personnes qui aiment les arbres et les fleurs. Les plus belles fleurs de mon jardin sont celles de l'arbre *erythrina crista galli.* C'est l'arbre emblématique de l'Argentine où il est appelé C*eibo.*

Les arbres sont fidèles et nous apprennent la patience de les voir grandir.

Suis-je languedocien ou occitan ?

En 2016 je fus invité par la nouvelle Région Languedoc-Roussillon-Midi-Pyrénées, dénomination provisoire, à siéger dans un « Comité du Nom » créé par la Présidente Carole Delga. Il ne s'agissait pas de trouver un nom mais d'en retenir 6 à 8 qui seraient soumis à une consultation citoyenne, le choix définitif relevant du Conseil Régional. J'adhérais à cette démarche. Nous étions une vingtaine venus d'horizons divers sous la présidence de l'ancien ministre du Budget, Martin Malvy, qui avait présidé la Région Midi-Pyrénées. On nous présenta une liste d'une centaine de noms dont certains étaient disqualifiés d'emblée car farfelus du genre Bas de France par analogie avec Hauts de France, Il en restait une trentaine d'apparence très légitime. Que de chemin à faire pour arriver à 6 ! Les travaux furent sérieux, animés, dans une ambiance cordiale et justifiaient la création de ce Comité, chacun se prenant au jeu. Certains, se projetant sur l'économie, proposaient des noms qui inciteraient les touristes, les étudiants, les hommes d'affaires de Chine ... de l'Inde... du Japon... à venir chez nous. D'autres noms qui feraient vendre nos produits régionaux dans ces mêmes pays. Moi j'étais passéiste. Je militais pour Languedoc car la langue d'oc avait été ma deuxième langue, celle que parlaient entre eux mon père et mon grand-père. À Florensac on l'entendait dans les vignes alors qu'à la maison et à l'école c'était le français. Faut-il une langue pour travailler et une pour apprendre ? Maintenant certains, avec courage, essaient de la faire revivre mais une langue que l'on n'entend plus dans la rue est en salle de réanimation. En réalité, je ne voulais pas que le mot Languedoc disparaisse. Je faisais valoir que Toulouse était déjà capitale des États du Languedoc au Moyen Âge et que l'on pouvait conjuguer Languedoc-Méditerranée. Emporté par le plaidoyer, j'ai dit que le mot était euphonique comme Andalousie, connue dans le monde entier. Il manque 2 lettres à Languedoc pour écrire Andalousie et inversement. Je fus suivi car Languedoc fut classé premier avec 2 autres ex aequo. Lors du référendum populaire Occitanie l'emporta. Je resterai languedocien dans le cœur puisque la langue d'Oc était le parler d'Occitanie, une langue volontariste, la façon de dire « OUI » dans le Sud.

À la recherche de mon génome

Le Cercle généalogique du Languedoc m'a offert un beau travail de recherche sur mes ascendants remontant sur 9 générations et retrouvant plus de 900 personnes. Ma lettre de remerciements témoigne que j'ai travaillé sur le fichier.

« *Il est intéressant de connaître la date à laquelle le nom que l'on porte est arrivé dans le lieu de sa propre naissance. Je parle du nom transmis par mon aïeul, car le nom pouvait être déjà là en provenance d'une autre famille. Vous m'apprenez que c'est un maçon qui a porté mon nom à Florensac en 1760. Mais, il n'est que l'un des arrières arrières, etc. grands parents qui ont contribué, à égalité de recombinaisons, à me transmettre mon génome. Donc son importance est relative. Par contre, la totalité de mon génome était arrivé à Florensac en 1800 (mes 16 arrières arrières grands parents). Bon ! J'arrête ! Vous me trouvez peut-être en surchauffe... Je fais plus simple si j'ai été confus :*

– *Je descends de Pierre Léonard Pujol qui est arrivé à Florensac en 1760, mais il ne participe qu'à 1/64*[e] *de mon génome.*
– *La totalité de mon génome était à Florensac en 1800. »*

Et pourtant ! À Paris, on croit que je suis de Montpellier et à Montpellier que je suis de Béziers ».

Si je sais de qui provient mon génome, je ne connais pas la façon dont il a été assemblé tant que je n'ai pas été « séquencé ». Tout est possible comme recombinaison des gènes. J'ai cru que mes aïeux de la 7e génération, il y a 3 siècles, étaient majoritairement paysans ou manœuvres. C'est exact pour les 32 hommes. Mais il ne faut pas oublier les 32 aïeules de cette génération qui ont contribué à parité pour la transmission des gènes. Quelle était leur profession ? La surprise est totale, aucune profession n'est signalée dans le fichier. On comprend bien qu'elles étaient toutes dans une profession unique... mères de famille. Peut-être leur dois-je les meilleurs gènes ?

Une affection pour Béziers et pour sa grande équipe de rugby

À Florensac, quand on parlait de la ville on parlait de Béziers distante de 20 km. Montpellier c'était autre chose, une ville à 50 km beaucoup plus loin. Béziers commençait à être distancée par Montpellier avec un décalage économique accéléré au fil du temps. C'est alors que survint un phénomène étrange pas seulement sportif mais également sociologique. Béziers allait être connu de la France entière par l'équipe de rugby qui fut championne de France 10 fois en 14 années ce qu'aucune autre équipe de sport collectif n'avait jamais réussi en France. La ville s'identifiait à son équipe, ou l'inverse car l'équipe était constituée de joueurs biterrois. Certes il y avait trois sétois et un narbonnais mais tous savaient chanter en occitan le répertoire du club les soirs de victoire. Il y eut une exception. En 1968, le président du club fit venir 2 joueurs « étrangers « mais pas issus de l'hémisphère sud comme maintenant. Ils venaient de

Toulouse où ils jouaient dans l'équipe junior. C'était Richard Astre et Jack Cantoni. Ils allaient devenir vraiment biterrois et ne venaient pas pour un contrat de 2 ans. Ils s'établirent à Béziers et jouèrent l'un 11 ans et l'autre 13 ans dans l'équipe première.

Avec mon imagination fertile je considérais que l'équipe était cathare c'est-à-dire en opposition avec les dirigeants nationaux et avec les styles de jeux des autres équipes. Deux entraîneurs exceptionnels Raymond Barthès et Raoul Barrière avaient enseigné un rugby rigoureux fondé sur le « tous pour un » avec une discipline digne de celle des « parfaits » pour les cathares. Les joueurs ont grandi dans cette exigence de combinaisons de jeu répétées des centaines de fois à l'entraînement. Perdre un ballon en tentant un exploit individuel était une offense faite à l'équipe. Cet esprit de sacrifice apporta rapidement une contrepartie réjouissante, la victoire plus fréquente puis la victoire toujours ou presque toujours. Seulement 4 matchs éliminatoires perdu en 14 ans et 10 titres de champion de France. Le style de jeu ne changeait pas, même pour des matchs amicaux car il fallait toujours gagner par respect du jeu et même par respect de l'adversaire.

J'ai connu l'équipe par les joueurs ou leur famille et par les dirigeants. Ils ont vu tout de suite que j'étais des leurs. J'étais régulièrement invité pour les 3 matchs les plus importants de l'année, un quart de finale, une demi-finale et la finale du championnat. Je ne partais pas à Toulouse ,à Lyon ou à Agen dans la voiture des dirigeants mais dans le car avec les joueurs, seul représentant de la société civile avec Ludovic le coiffeur, dont le chauvinisme exacerbé me faisait passer pour un supporter normal Dans le car Ludovic me racontait parfois, en se moquant gentiment de la chirurgie, l'histoire de son ulcère d'estomac. « *J'avais très mal à l'estomac un radiologue me conseille de voir d'urgence un chirurgien pour une menace de perforation d'ulcère. Je lui dis c'est samedi, mon grand jour de coiffure. J'irai lundi. Le lundi c'est le chirurgien qui n'était pas là. J'ai attendu, depuis je vais* bien. »

Je vivais de l'intérieur cette aventure fascinante basée sur la solidarité des joueurs, qui n'avaient pas dans la vie de tous les jours des liens constants d'amitié mais ils participaient à une aventure sportive en forme de défi. Comme c'est logique ils attiraient les foules qui venaient pour les voir perdre enfin. Mais ils ne perdaient jamais et il fallait attendre le prochain match. Quand ils ont perdu en 1979 (j'allais écrire quand nous avons perdu) le journal L'Équipe a titré sur la Une « Béziers c'est fini » mais ils ont gagné 4 championnats de plus. Comme cela peut arriver ils étaient encore plus appréciés hors de France. En 1980 l'équipe d'Angleterre est venue battre l'équipe de France à Paris, remportant le tournoi des 5 nations. Dans les vestiaires le capitaine de l'équipe d'Angleterre, Bill Beaumont, interrogé par les journalistes, a répondu simplement « Nous avons joué comme Béziers. » Fermez le ban.

Certains considéraient le jeu de Béziers comme trop rude avec des avants trop puissants. En réalité l'adversaire était irrité par la confiscation du ballon dans des mouvements portant des noms de code. Un deuxième ligne argentin jouant avec l'équipe d'Auch contre Béziers avait répété pendant tout le match « donde esta la pelota » où est passé le ballon ? Il y a eu quelques échauffourées, rares car les adversaires savaient que Béziers pratiquait le précepte évangélique « donnez et vous recevrez ».

Yvan Buonomo[13], l'un des avants biterrois , vient d'écrire un livre témoignant d'une grande capacité de réflexion sur le jeu oublié de Béziers. Son analyse l'a conduit jusqu'au Dôme de la cathédrale de Florence, Santa Maria dei Fiore. Pendant plusieurs années la cathédrale garda un trou béant de 45 mètres de diamètre. Quand Filippo Brunelleschi remporta le concours de construction du dôme, son dossier technique n'était pas complet car il ne voulait pas divulguer un procédé original de construction sans échafaudage interne. Il exécuta une gigantesque coupole hexagonale bâtie sans charpente avec 4 millions de briques. Il ne fallait pas qu'elle s'écroule sous son propre poids ce qui serait advenu si elle avait été construite en pierres. La solidité n'était pas liée au poids des matériaux mais à leur disposition renforçant la solidarité de l'ensemble. Yvan conclut que ce n'est pas le poids de la mêlée de Béziers qui faisait sa force mais la façon dont les joueurs se liaient entre eux dans des mêlées ouvertes qui

[13] Yvan Buonomo. À la recherche du rugby perdu, Edition la mouette, Sète 2019, livre vendu au profit de la ligue

avançaient toujours. Certes le recul du temps embellit les choses mais encore faut-il qu'elles soient belles dès le début.

Une rencontre avec le président Chirac au stade de Béziers

En 1999 lors de la Coupe du monde de rugby l'équipe de France a joué un match à Béziers en présence du président Jacques Chirac Je l'avais aperçu en tribune, avec beaucoup d'officiels autour de lui. À la mi-temps le préfet de région Daniel Constantin, en grande tenue, est venu me dire que le président voulait me voir. Effet de surprise pour moi, succès d'estime auprès de mes voisins. J'allais saluer le président qui était accompagné du Général Claude Kalfon son médecin personnel ancien élève de la Faculté de Montpellier dont il avait gardé un bon souvenir. Déjà en 1993 Jacques Chirac était venu à Montpellier au Centre de lutte contre le cancer pendant sa période appelée « traversée du désert ». Il a voulu s'informer sur le centre de prévention Épidaure. Ensuite il avait été reçu à la faculté de médecine par le doyen Solassol pour un débat devant un amphithéâtre d'étudiants. Nous avons évoqué cette journée passée à Montpellier. Notre entretien a été coupé par le sifflet de l'arbitre appelant à la reprise du match et nous sommes revenus au rôle de spectateurs. J'étais loin d'imaginer que moins de 4 ans plus tard je serais reçu dans son bureau à l'Élysée.

Suis-je courtois ? Ou vais-je le devenir ?

Je suis étonné que certains puissent feindre d'ignorer qu'ils allaient recevoir la Légion d'Honneur puisqu'il faut remplir préalablement un formulaire d'acceptation. Par contre lorsque j'ai reçu l'ordre de la « Courtoisie française » je n'avais rien demandé mais peut-être un ami avait-il rempli un formulaire pour moi. J'ai considéré que cette distinction valait un encouragement à progresser lors de la remise de la décoration à Béziers :
« *Recevoir la Courtoisie française engage le lauréat à justifier par son comportement la décision du Jury. Dans une approche expérimentale on pourrait, un jour, décorer une personne discourtoise et surveiller pendant quelques mois son évolution*

sociétale. Poursuivant cette étude d'un point de vue médical, je voudrais exposer que la courtoisie est également contagieuse. Elle se transmet aux autres et transforme les rapports entre les personnes. Celui qui la pratique sans arrière-pensée reçoit en retour une plus-value de son activité. L'on croit que la courtoisie profite seulement aux autres, comme un don, mais le bénéfice en revient aussi à celui qui est assez généreux pour donner sans compter. La morale est sauve car ce retour s'effectue seulement si la spontanéité du don est évidente. Une courtoisie de pure forme est aussitôt éventée et inopérante. Soyez courtois sans compter et vous recevrez la courtoisie et la compréhension des autres. Louison Bobet disait à un jeune cycliste ambitieux : « Si tu veux gagner de l'argent tu perdras tes courses, mais si tu désires gagner tes courses tu gagneras de l'argent. » Alors merci à vous qui, en m'amenant à croire que j'ai été courtois dans le passé, m'encouragez à l'être dans l'avenir.

Il faut toujours s'efforcer de justifier les distinctions que l'on reçoit. Si je n'avais pas été décoré dans l'ordre de la tomate de Marmande, les tomates que je cultive n'auraient pas la même saveur...

Anecdotes florensacoises

Un mauvais élève ? Mon cousin Paul en toute petite classe primaire de l'école de Florensac n'a pas été brillant devant un problème :
« *Un bonbon vaut un sou. vous allez chez la marchande de bonbons vous lui donnez 19 sous combien vous en donnera-t-elle ?* »
Paul a répondu « *Elle m'en donnera comme elle voudra.* »
Seul de sa classe il a fait l'effort d'intégrer une variable indépendante, la gentillesse de la marchande.

J'ai reçu Antoine, mon ami d'école, en fin d'une consultation à Béziers vers 21 heures. À son départ il me dit : « Henri ! Tu vas me faire manger tard ce soir. »

Ne vous méprenez pas. Dans le langage d'Antoine cela voulait dire : « Je te remercie de m'avoir reçu malgré tout le travail que tu as. »

La mauvaise annonce faite à ma mère. Lors de ma naissance j'avais une procidence du cordon. J'étais bleu et mal en point. Une voisine m'ayant vu avant ma mère lui a dit « *Jeanne ! Il n'est pas beau ton petit ! »*. Ma mère fut très choquée et me racontait cela parfois aux anniversaires. C'est bien la preuve que le souvenir d'une mauvaise annonce persiste longtemps.

Être maire en Lozère

C'est à travers les consultants, leur famille, leur médecin que j'ai connu les lozériens. L'idée était simple il valait mieux déplacer un médecin pour voir 25 consultants, que déplacer 25 consultants pour voir un médecin. Le trajet le plus direct était celui de la corniche des Cévennes qui traverse le pays des Camisards. Les paysages sont magnifiques. On voit quasiment tout le territoire qui sépare le Mont Aigoual du Mont Lozère. De Montpellier il n'y a que 165 km mais si vous voulez être disponible pour une consultation il vaut mieux consacrer au trajet plus de 2 heures. J'utilisais le samedi pour cette consultation étant occupé pendant les autres jours. Les habitants sont peu expansifs mais très accueillants, sérieux et travailleurs. Ils sont également solidaires car avec 18 habitants au kilomètre carré et des hivers parfois rudes il est important de pouvoir être aidé par ses voisins qu'il s'agisse de travaux ou de déplacements. J'aime beaucoup la Lozère et je ne soupçonnais pas qu'elle aurait une place aussi importante dans ma vie.

La commune lozérienne de Lanuéjols est située entre Mende et Florac. Le Maire est décédé en 1968 et le Préfet organisa une élection intermédiaire, d'autres postes de conseillers étant restés vacants. J'avais acquis deux ans plus tôt une vieille maison à aménager dans l'un des hameaux de Lanuéjols, constitué de 4 feux à deux kilomètres du village. Je croyais donc être « retiré » pour quelques séjours tranquilles avec les miens, ma femme Luce et nos enfants aimant également le pays. Je me trompais. Après le décès du maire son fils m'appela à Montpellier. Il voulait me voir pour me transmettre un message important de son père. Lors de la rencontre il m'annonça que son père avait déclaré dans ses derniers jours : *« Le Docteur Pujol serait capable de faire un bon maire ».* Il exposa que lui, le fils, serait d'accord pour être un adjoint... Jean Brugeron un homme très estimé pourrait être un autre adjoint ... j'aurai un bon secrétaire de mairie, l'instituteur, logé dans le bâtiment municipal avec gravée dans la pierre l'inscription MAIRIE – FILLES –GARÇONS... Par ailleurs il n'y avait guère plus de 200 habitants avec en moyenne 130 votants. L'habitude était de ne faire qu'une seule liste pour onze conseillers à élire en prenant soin que les 5 hameaux de la commune soient représentés. Je me suis laissé convaincre mais je gardais l'espoir que je pourrais être adjoint s'il y avait un candidat pour la fonction de Maire. À la première réunion du nouveau Conseil le doyen d'âge appela les candidatures. J'attendais pour me déclarer mais le silence devenait pesant car personne ne parlait. J'expliquai alors que ne vivant pas dans la commune je n'avais pas la prétention d'orienter son avenir, que je donnerai toute leur place aux adjoints et que j'aiderai à réaliser les projets décidés par le Conseil Municipal. Donc je ne serai présent pas plus de 2 fois par mois. Cela fut accepté et je fus élu avec une belle équipe d'adjoints. Après quelques mois je pris une autre précaution, ayant remarqué la présence de très nombreux médecins dans les fonctions électives : députés, conseillers généraux et régionaux. Pour couper court à quelques approches politiques déjà embryonnaires je donnai une interview dans un journal très lu, y compris par les lozériens de Paris, « La Lozère nouvelle ». Le journaliste titra sur quatre colonnes « La mairie de Lanuéjols, sommet de ma carrière politique ». Voilà ! C'était clair. J'ai peut-être été utile, on peut toujours faire mieux. J'ai réussi à maintenir des emplois, à en créer, quelques-uns, à garder l'école fortement menacée par la décroissance démographique. Il y avait un projet de regroupement des écoles communales juste à l'entrée de la vallée. Il fallait considérer que les enfants de 4 hameaux de la commune étaient déjà regroupés dans l'école de Lanuéjols. La fermeture de l'école entraînerait pour les enfants un parcours de 8 km supplémentaires par jour. La commune n'adhéra pas à ce projet qui s'est réalisé sans notre participation et notre concours. Au conseil municipal nous étions attentifs à offrir du terrain à de jeunes couples. Nous avons attiré un couple d'apiculteurs qui avait de nombreuses ruches mais aussi trois enfants d'âge scolaire. C'était gagnant pour tous et le miel pouvait être étiqueté du Mont Lozère.

En moyenne montagne on n'est plus dans le même monde. La superficie de la commune de Lanuéjols et de 62 kilomètres carrés et celle de Montpellier de seulement 58 km carrés. La responsabilité civile du maire est la même. Pour 200 à 250 habitants il y a 32 km de routes communales et de chemins ruraux. Les groupements intercommunaux sont logiques et efficaces mais sur le plan humain quand un village de montagne perd son curé ou son pasteur, son instituteur et puis son maire la vie sociétale n'est plus la même. J'ai vu Mademoiselle Gosse fermer sa petite épicerie. J'ai vu le seul café-restaurant du village disparaître. Il était dépositaire d'une licence IV avec la possibilité de servir des boissons alcoolisées à toute heure du jour et de la nuit. J'ai tenu à garder cette licence car elle aurait pu permettre à des personnes plus jeunes de tenir le restaurant et de s'installer. J'espère qu'il y a une prescription pour ce que je vais écrire comme entorse à ma profession de cancérologue...Pendant une année entière j'ai maintenu une licence IV à mon propre nom en payant un timbre de 150 francs avec le plus de discrétion possible. Personne n'est venu prendre le relais et j'ai renoncé à poursuivre. Nous n'avons même pas pu revendre la licence IV. Quand il n'y en a qu'une seule dans une commune elle n'est pas transférable. Elle a disparu 1 an après que je n'ai plus payé le timbre.

Lors de mes premiers mandats j'avais la chance d'avoir 3 bergers, dans le conseil municipal je prenais des cours du soir de pragmatisme La chose la plus importante était de rattraper un certain retard dans les adductions d'eau et les liaisons téléphoniques. Dans 4 hameaux l'eau n'arrivait pas à l'évier mais à une fontaine publique environnée de glaçons pendant les mois d'hiver. Dans trois d'entre eux il n'y avait pas de cabine publique téléphonique ni même de téléphone chez les particuliers. En pleine époque du regroupement communal il y avait une survivance de la Révolution française segmentant la commune en 5 sections chacune ayant des biens indépendants. Si l'on réalisait une coupe de bois dans une des sections il fallait obligatoirement investir le produit de la vente dans la même section. Les coupes de bois avaient une vertu magique. En cas de difficultés financières un conseiller pouvait émettre l'idée *« Et si l'on faisait une coupe de bois ? »* Malheureusement il faut attendre des dizaines d'années pour faire la coupe de bois suivante.

Nous avons implanté une zone artisanale modeste avec la route pour la desservir. Elle reposait sur des marnes bleues friables et inclinées. Quelques passants, n'habitant pas la commune bien sûr, disaient que les constructions glisseraient peu à peu vers le ruisseau. Ils ignoraient qu'une couche géotextile appelée Bidim prévient depuis longtemps ce danger. Nous nous efforcions d'attirer une entreprise en proposant un terrain. C'est alors qu'un homme étonnant, Claude Ivorra, ingénieur chimiste et architecte me contacta. Il avait construit le lycée technique de la plaine de l'Ain à Ambérieu et aménagé un lotissement pavillonnaire appelé « Les Samovars » à Pont de Chéruy dans l'Isère. Il était inventeur d'une poutre composite alliant bois et métal, solide et très légère. Dans un développement futur il pensait que la structure d'une charpente pour une maison en poutres bois-métal puisse être transportée par voie aérienne. Il m'avait dit qu'un mètre cube d'hélium pouvait soutenir 500 grammes de charge. Un aérostat de 30 000 mètres cubes équivaudrait à un camion de 15 tonnes ...vous me suivez ? Nous étions au fond d'une vallée qui descend du mont Lozère, avec un dirigeable nous serions au carrefour des autoroutes du ciel. Voici que 33 ans plus tard on parle des aéronefs comme moyen de transport d'avenir ! Rarement une personne m'emmenait aussi loin de mon métier en me demandant de participer. L'usine de Lanuéjols était dans le réseau des réalisations de cet inventeur. Nous avons mis au point dans l'année 1987 un plan de financement avec des subventions de l'Europe (Feder), de l'État, de la Région et du Département. Les services de l'État et les collectivités étaient motivés pour le projet. Quand je l'ai présenté au préfet de Lozère j'étais surpris qu'il pianote sur un petit ordinateur. Dès la fin de mon exposé il me dit : « *L'état pourrait apporter 35 000 francs* ». L'apport de la commune était représenté par un emprunt équivalent à 30 % seulement du total de l'investissement Le montage financier comportait un juste retour des subventions obtenues avec un loyer sur 30 ans qui couvrait le service de l'emprunt mais aussi le total des subventions reçues. Claude Ivorra était le maître d'œuvre de la construction et le futur locataire du bâtiment. Malheureusement il fut emporté en quelques mois par une maladie soudaine vers la fin du chantier. Ses équipes ne pouvaient pas poursuivre sans lui des procédés aussi novateurs. La production fut reconvertie en portes et fenêtres en PVC. L'ancien hôpital de Mende fut rénové avec des productions de Lanuéjols. Une école primaire de Montpellier a été construite avec ces matériaux. L'usine a connu une période faste avec 15 emplois. Il y a eu des vicissitudes mais grâce à la pugnacité du maire actuel l'usine est toujours active à 1 km du village. Elle a un nouveau locataire car elle appartient encore à la commune. Nous n'avons pas utilisé le bois comme prévu initialement en imaginant le slogan « Nous aimons trop nos forêts pour en faire des fenêtres ».

Par un symbole fort Christian Brugeron, le fils de mon premier adjoint en 1968, m'a succédé en 1995. Les électeurs de Lanuéjols aiment la stabilité car Christian, réélu en mars 2020, sera maire au minimum jusqu'en 2026. Deux maires pour 58 années!. La nouvelle équipe fait un travail remarquable alliant dynamisme et préservation de la qualité de vie. L'École que j'avais eu quelques difficultés à maintenir doit maintenant être agrandie… Je suis resté fidèle à Lanuéjols dont j'ai été promu maire honoraire. Je vote toujours dans cette commune et le maire accepte de porter régulièrement ma procuration. Cette commune est un bel exemple de la « France rurale profonde » qui a su entrer dans la modernité sans trop la subir.

Une controverse avec l'écrivain Jean-Pierre Chabrol

En 1976, une jeune revue, « Sud »[14], rapporte un article sur les maires qui n'habitent pas dans leur commune. J'étais cité en

[14] Le journaliste Pierre Serre était l'un des fondateurs de « Sud ». Il est maintenant le patron de la Gazette de Montpellier.

« exemple ». J'apparaissais comme un maire « par défaut » et Jean-Pierre Chabrol, illustre écrivain cévenol, auteur des « *fous de Dieu* », commentait ce fait, témoignant pour lui du déclin d'une certaine ruralité. Utilisant de façon amicale le droit de réponse je l'interpellais :
« Et toi, Jean-Pierre Chabrol, que j'estime profondément, après avoir tant défendu les lozériens, vas-tu les dépouiller de leur capacité à juger en profondeur des hommes et des choses ? Fais-leur encore confiance pour choisir qui fera un bon maire...
Allons Jean-Pierre, en mars 1977, pose un moment ton stylo, retrousse les manches de ta chemise à carreaux et prends dans tes bras une mairie cévenole. Ensuite seulement tu pourras venir me défier à la pétanque à Lanuéjols, et si tu veux jouer contre des touristes, amène-les avec toi car nous n'en avons pas sur place. Il y avait bien les Romains mais ils sont dans le mausolée.
Amicalement ». HP

Et voici sa réponse pleine de lyrisme :
« Cher Henri Pujol,
(...) Que le maire d'un village ne puisse plus être le meilleur et le plus permanent de ses habitants, celui qu'on peut aller réveiller la nuit, c'est un mauvais signe, un signe de mort. Ce n'est pas votre faute, ni la mienne et moi qui suis porté à vous aimer bien, je suis sûr que vous êtes le meilleur possible des maires de fortune que se cherchent les villages désemparés et que vous n'en tirerez jamais que des emmerdements. Ce sera votre honneur.
Mais, nom de dieu ! Cher Henri Pujol, que se passe-t-il sur mon cadavre de cher petit pays ? Pourquoi, dans ces villages qui crèvent (de 800 à 600 personnes entre les deux derniers recensements ; 16 morts, deux naissances en un an, pour un village que je connais bien), pourquoi construit-on une mairie neuve, une poste neuve, une gendarmerie neuve, le tout-à-l'égout ? Pourquoi ces hameaux aux volets blindés qui ne s'ouvrent qu'en août sont-ils éclairés a giorno tout au long des nuits d'hiver par le pistil gracieux des réverbères "design" ? Pour qui joue-t-on cette comédie sinistre de la vie à prolonger coûte que coûte ? Vivement qu'on nous arrache, docteur, tous ces tuyaux qui nous maintiennent en coma prolongé, ils me

sortent par le nez ! Je suis pour le vrai désespoir, je suis cévenol. »

Votre ami Jean-Pierre Chabrol.

La dernière fois que j'ai rencontré Jean-Pierre Chabrol, je siégeais au jury de la thèse de médecine de son épouse.

Guérisseurs, rhabilleurs et rebouteux en Lozère

Nasbinals, 500 habitants, est une commune emblématique du plateau de l'Aubrac à 1 100 m d'altitude. Sur le foirail, quand il n'est pas couvert de vaches comme les jours de foire, on aperçoit tout de suite la statue de Pierrounet, le plus célèbre rebouteux du Massif Central. Il s'appelait Pierre Brioude. À l'âge de 10 ans il commença à garder les troupeaux sur les monts d'Aubrac. Il apprit à soigner les foulures et les entorses des agneaux. Ses résultats soulevaient l'admiration, chacun voyant bien qu'il avait un don. Il transposa son habileté chez les humains avec succès. À la fin du 19e siècle sa réputation attira une clientèle qui emplissait les hôtels de Nasbinals et nécessitait une correspondance par voitures à cheval avec la gare d'Aumont. Il aurait reçu Sir William Osler, l'un des plus grands médecins considéré comme le père de la médecine moderne, venu le consulter lors d'un séjour à Bordeaux pour un congrès. Il est mort en 1907 mais au fil des veillées, sa renommée grandit et devint légende en se transmettant aux jeunes générations. Il avait comparu devant un tribunal à Marvejols pour exercice illégal de la médecine sans aucune influence sur ses activités. Les veillées sur le Mont Lozère sont aussi imaginatives que celles d'Aubrac, surtout quand la neige tourbillonne et qu'il faut activer la « *cloche des tourmentes* » pour guider, par son tintement continu, le dernier habitant égaré dans la nuit. J'ai eu le privilège, dans les années 60, d'écouter le père Vincent raconter à sa façon une action d'éclat du mythique rhabilleur, trop belle pour être vraie. Sa réputation aurait attisé la jalousie des professeurs de Montpellier… mais oui ! On lui demanda de comparaître. Il serait descendu de l'Aubrac, emportant dans son grand sac un mystérieux objet. Il arriva dans un amphithéâtre de la Faculté (dans une autre version, devant un tribunal). Il sortit de son sac un agneau dont il luxa les pattes. L'agneau gisait, aplati sur le sol. Il demanda si un professeur voulait essayer de le remettre sur pied. Personne ne releva le défi. Il « rhabilla » l'agneau en le remettant sur ses pattes, salua courtoisement l'assemblée et repartit sur l'Aubrac. Le père Vincent me regardait avec malice après cette défaite historique de notre Faculté. Je préférai perdre avec fair-play en le rassurant : « *celui qui surpassera Pierrounet n'est pas encore né* ». Il est entré à la Faculté à titre posthume. J'étais au jury d'une thèse de médecine rapportant ses techniques et sa vie. Il était aimé par sa modestie et son dévouement. Lors de leurs rencontres les habitants orphelins de leur Pierrounet, disaient : comment allons-nous faire maintenant qu'il n'est plus là.

Au tout début de mes activités médicales en Lozère, j'ai eu une petite difficulté avec un guérisseur habitant près de Saint-Paul-le-Froid en limite de la Haute-Loire. Très réputé, il soignait les cancers cutanés par des applications de lard. Pendant ce temps, disait-il, le cancer n'attaque pas la peau. Une de mes patientes, guérie d'un cancer du sein, l'avait consulté pour un autre motif car son registre était très large. Remarquant les cicatrices, il lui dit qu'il l'aurait lui-même guérie… mais sans opération. Je n'ai fait aucun commentaire. Quelques années plus tard, sa fille présenta un cancer digestif et il lui recommanda de venir me consulter. Elle est encore aujourd'hui guérie… mais après une opération. Le prestige des rhabilleurs persiste, un peu amoindri. Ils sont « défavorisés » par un obstacle administratif, ils ne peuvent pas prescrire un arrêt de travail. Ils gardent une réputation et une habilité pour « éteindre » les brûlures. On murmure que certains radiothérapeutes donneraient leurs adresses pendant le traitement. L'efficacité est avérée mais variable dans son ampleur. Le don de « couper le feu » se transmet oralement dans la famille du rhabilleur mais sur un seul parent jugé apte à recueillir le don et le plus tard possible pour qu'il n'y ait pas deux guérisseurs simultanément.

Une médecine de qualité en Lozère

Ne vous méprenez pas sur la qualité de la médecine en Lozère. Ce département a coordonné un Comité Démographique médical avec des maisons de santé pluriprofessionnelles, des maisons médicales rurales, une Permanence des Soins Ambulatoires. Six Centres Hospitaliers et six établissements de soins structurent l'hospitalisation. En 2016 un Groupement Hospitalier de territoire a été organisé par convention entre les établissements. La réponse de tous les professionnels de santé, des responsables des collectivités et de l'Agence Régionale de Santé permet de compenser le handicap de la dispersion démographique. Malgré cela les distances à parcourir pour les consultants sont un handicap. Une autre particularité a été bénéfique : la situation dans une triangulation avec 3 CHU : ceux de Clermont-Ferrand, Nîmes et Montpellier. La Lozère a été pionnière pour développer la télémédecine avec le CHU de Nîmes il y a plus de 30 ans, grâce au professeur Pierre Marès. Celui-ci a également organisé le dépistage du cancer du sein en associant la Lozère au département du Gard. Des universitaires montpelliérains ont assuré régulièrement des consultations à Mende ou à Marvejols dans le domaine de leur spécialité. Le professeur Jean Bernard Dubois, pendant 37 ans, a assuré une consultation départementale mensuelle de cancérologie. Alain Dimeglio chirurgien pédiatrique réputé continue à consulter régulièrement à Marvejols. Pour ma part j'ai assuré une consultation mensuelle pendant 32 ans à Mende. Ces journées rassemblées représentent un séjour de 1 année en Lozère. Je connaissais des habitants sur tout le territoire départemental. je recevais beaucoup de sympathie en retour. J'ai été distingué de façon très cordiale en recevant le « Genêt d'Or » attribué au lozérien de l'année puis en présidant le Banquet des Auvergnats de Paris. La Lozère, avec souplesse, a su innover pour lutter contre les déserts médicaux.

Anecdotes lozériennes

J'avais opéré un habitant du village de Castelbouc, un site mythique des gorges du Tarn, avec les ruines du château au-dessus du village. D'après la tradition le nom de bouc avait été attribué au Seigneur du lieu qui aurait profité pendant les croisades du départ des hommes. Après sa mort un bouc fantomatique venait rôder le soir dans les ruines du château. Cela fait vendre les cartes postales. Mon opéré était l'un des derniers lozériens habitant ce village devenu touristique. Au 4e jour post-opératoire, à la visite, il était triste, enfoncé dans son lit, sans vitalité. On pouvait s'inquiéter. Je lui demandais ce qui n'allait pas. Sa réponse fut rassurante mais seulement pour moi « *Pour l'opération ça va bien. Ce qui m'inquiète c'est que nous sommes dans les vacances de Pâques et que les touristes me prennent mes truites pendant que je suis à l'hôpital* ». Nous avons veillé à ce qu'il sorte du service le plus tôt possible.

L'hospitalité lozérienne est bien réelle. Il m'arrivait qu'un consultant m'invite à venir le voir sachant que j'étais lozérien pendant quelques semaines d'été. J'avais pris l'habitude de dire « *Oui peut-être bien* ». Cette formulation est fréquente dans le pays. Il y a 2 mots positifs *oui* et *bien* mais le mot important est *peut-être* qui peut signifier *probablement pas*. Lors d'un déplacement en voiture avec trois collègues montpelliérains pour un congrès à Clermont-Ferrand l'un d'eux voulut sortir de la route nationale pour mieux voir le viaduc de Garabit construit par Eiffel. Pour rejoindre la route par des chemins différents le conducteur eut quelques difficultés et préféra s'arrêter devant une ferme isolée. L'entrée était voûtée et un peu sombre, par contre nous étions bien visibles. C'est à ce moment-là qu'un cri a retenti « *Vous avez tenu votre promesse de venir me voir et je vous en remercie* ». Mes amis ont bien voulu m'aider en ne parlant pas d'erreur de parcours mais bien d'une visite. Tout s'est bien passé mais il a fallu prendre le temps de boire un verre.

J'étais parfois invité à donner des conférences d'enseignement post-universitaire ou à participer à des réunions interprofessionnelles sur la santé. Lors d'une conférence l'organisateur, lui-même maire lozérien, me plaisanta en suggérant que j'aurais pu « *Truquer la boîte* » (sic) vu mon score de 98% à l'élection municipale de 1971. Fort heureusement l'usure du pouvoir est venue plus tard atténuer ce score excessif.

À l'issue de la conférence médicale beaucoup de questions surgissaient. Mon confrère montra alors qu'il était bien l'organisateur en déclarant que toutes les questions importantes avaient été traitées et que le repas ne pouvait attendre. Les autres questions pouvaient être traitées en privé.

Lanuéjols vient du mot laine en occitan et fait référence aux troupeaux de brebis. Il existe un autre village dénommé Lanuéjols dans le Gard et un autre nommé Lanuéjouls en Aveyron. Une année un comité des fêtes particulièrement dynamique à Lanuéjols (Gard) plaça de grandes affiches à Mende portant *Les Cosaques à Lanuéjols.* L'affiche précisait simplement la date et l'heure. Naturellement des mendois sont venus à Lanuéjols 48. Ils étaient déçus de ne pas voir des Cosaques, mais satisfaits d'observer le mausolée romain très beau donnant à Lanuéjols le titre de Nîmes gévaudanaise.

« J'ai été convoqué à votre consultation du 25 novembre à Mende, mais je ne pourrai pas venir car en ce moment je chasse et je tue 4 ou 5 grives par jour. »

LA LIGUE CONTRE LE CANCER
Une cancérologie sociale

J'ai donné à la Ligue nationale contre le cancer dix années de travail de 1997 à 2007. Quand je me préparais à postuler à la présidence de cette Fédération de 102 Comités j'envisageais cette fonction bénévole comme un temps plein avec une responsabilité professionnelle. Je ne crois pas aux stratèges qui laissent aux autres la responsabilité d'appliquer leur stratégie. Je n'ai jamais pensé que je resterai dans une tribune pour regarder des actions qui se dérouleraient sans moi sur le terrain. Présider la Ligue ne peut être recherché comme un honneur. La motivation est celle d'accéder à un poste où l'on a la possibilité de modifier le déroulement de la lutte contre le cancer dans notre pays. Dans ma profession de cancérologue j'avais travaillé dans les soins et dans la prévention. J'allais poursuivre dans des domaines plus proches des citoyens et de la société. J'ai consacré quelques mois à définir avec les responsables de la Ligue les objectifs d'un programme et les moyens de les atteindre. La Ligue devait retrouver l'esprit combattant de son fondateur Justin Godard à la fin de la guerre en 1918, quand son nom de baptême était guerrier, Ligue Franco -anglo-américaine. Elle devait attirer des militants pour défendre la qualité des soins et promouvoir la prévention et le dépistage.

En accédant à la présidence je voulais m'appliquer le principe de l'exemplarité « le chef doit passer devant ». Je voulais entraîner la motivation des bénévoles et des salariés de notre Fédération. Cela n'est possible que si l'on respecte le travail de chacun. Dans une grande organisation qui fonctionne bien on ne travaille pas pour une personne mais pour une mission et pour un idéal à partager. Chacun doit recevoir une liberté d'action et une confiance dans le domaine qui est le sien. Mon ambition était que salariés et bénévoles soient en capacité de montrer leurs compétences et leur motivation. Pour ce qui me concerne, après ma vie professionnelle, je n'allais changer ni l'organisation de mon travail ni même l'objectif principal, combattre le cancer et ses conséquences physiques et sociales. Je renonçai à la possibilité de disposer d'un logement modeste à Paris en préférant me lever deux fois par semaine à 5h30 pour être à Orly à 8h et revenir à Montpellier à 20h. Je serai deux autres jours par semaine à Montpellier et un autre jour ouvrable dans un Comité départemental pour une réunion si possible régionale.

Je travaillerai avec deux assistantes l'une à Montpellier l'autre à Paris. Leur maîtrise du télétravail me donnait une bonne efficacité. Chacun de nous trois savait à tout moment ce qu'il devait faire : correspondance (toute lettre doit avoir une réponse dans la semaine), rendez-vous, préparation de réunions, suivi de projets, relationnel avec les institutions et les comités départementaux. Pour l'ensemble de la Fédération il fallait que toutes les instances jouent leur rôle de façon collective : conseil d'administration, vice-présidents, membres du bureau, services du siège de la Fédération et Comités. Une information directe devait irriguer la totalité du réseau pour générer de la confiance et de l'énergie. Beaucoup d'acteurs publics ou privés de la lutte contre le cancer nous ont donné acte de ces efforts. Le président Chirac l'a fait en ouvrant les 3e États généraux en 2004. Nous avons contribué à modifier les rapports soignants-soignés ainsi que l'image sociale du cancer. C'est une conviction intime étayée par les témoignages des malades et des proches. Mon propos sera de décrire cette aventure à laquelle j'ai eu l'honneur et même le plaisir de participer.

Avec La Ligue dans l'Hérault

En 1981, j'étais devenu administrateur du comité de l'Hérault de la Ligue en tant que directeur du Centre de Lutte contre le Cancer de Montpellier. Je connaissais déjà la Ligue depuis plusieurs années. Elle a toujours été très dynamique dans l'Hérault, bien implantée avec un nombre d'adhérents qui variait entre 12 000 et 16 000. Elle était connue comme une association des plus importantes par le nombre de ses membres après les associations sportives. L'ouest du département autour de Béziers a souvent été leader pour la Ligue. L'horizontalité dans les communes viticoles se prête mieux aux échanges entre personnes que la verticalité des grands immeubles urbains. Pendant 25 années consécutives, le premier dimanche de juin, j'étais présent au

stade de Sauclières à Béziers pour le Rassemblement de l'Espoir organisé par la Ligue. Ce jour-là les membres d'une vingtaine de clubs amateurs pratiquaient leur discipline sportive : football, rugby, judo, taekwondo, danse rythmique, marche sportive, course… Une centaine de bénévoles étaient réunis pour accueillir jusqu'à 2 000 personnes dans un déjeuner familial et champêtre. Le sous-préfet de Béziers venait souvent saluer les bénévoles et plus d'une fois le préfet de Région est venu participer à une marche pour les malades.
J'étais mis à contribution par le Comité pour donner des conférences organisées en fin d'après-midi ou en soirée. Je me prêtais volontiers à ces demandes comme d'autres enseignants ou chercheurs du site de Montpellier. La Ligue était structurée en délégations locales implantées dans plus de 80 communes sur les 343 du département. Ces délégations demandaient régulièrement des réunions d'information sur la prévention, le dépistage ou l'évolution de la cancérologie.
Un événement survenu après mon arrivée a contribué à me rapprocher encore plus du comité. À titre personnel, j'ai reçu une assignation en justice ainsi que le président du comité de l'Hérault André Rolin. La plainte provenait de Jacques Crozemarie qui nous avait cités l'un et l'autre au tribunal correctionnel pour avoir dit qu'il était préférable de soutenir la Ligue car « les ressources qu'il recueillait, lui, remontaient toujours à Paris ». Cette phrase peu élégante était sortie tout droit de mon ADN cathare. Elle était juridiquement exacte. En effet l'association, que présidait Crozemarie était l'ADRCV, Association pour le Développement de la Recherche sur le Cancer à Villejuif. L'article 18 des statuts précisait nommément les 5 hôpitaux ou instituts de Villejuif où seraient soutenues les recherches. Il perdit son procès et fut condamné aux dépens. Je reversai le chèque au comité de l'Hérault dont il devint contributeur involontaire. Par la suite j'ai eu des relations normales et courtoises avec les présidents successifs de l'association devenue l'ARC par modification des statuts.
En 1984 au retour d'une conférence de la Ligue, André Rolin, me confia sa lassitude de la présidence du comité de l'Hérault qu'il avait parfaitement assurée jusque-là. Il souhaitait que je me présente à sa succession. J'hésitais car j'étais occupé par mes

fonctions de chirurgien et de directeur du Centre de cancérologie. Je demandais un rendez-vous au président national de la Ligue, Pierre Guillamat, ancien ministre du Général de Gaulle. Il me reçut en me rappelant comment le Général recevait un visiteur. Il commençait par « je vous écoute » et terminait par « je vous ai entendu ». Concernant notre rencontre, Pierre Guillamat a conclu que ma candidature pourrait être une bonne chose pour la Ligue. Quelques jours plus tard je reçus une lettre manuscrite, très courte et d'une écriture très fine, confirmant ses propos. Je fus élu président du comité de l'Hérault et à ce titre je reçus la Ligue nationale pour l'Assemblée générale de 1985 à Montpellier. J'avais ainsi une vue très précise de la dimension de cette grande Fédération.

Le comité de l'Hérault a toujours été bien structuré. Le présider n'entraîne pas de grandes difficultés. Par contre cela exige de consacrer beaucoup de temps pour les affaires générales et pour rencontrer les délégations locales. Elles organisent chaque année plusieurs manifestations : conférences, lotos, événements sportifs ou culturels. Je devais répondre par ma présence à l'engagement des bénévoles au nombre de 500 à 600 dans le département. Cela comportait 4 ou 5 déplacements tous les mois en dehors de Montpellier souvent en fin de journée ou un samedi après-midi. Lorsqu'il nous fut demandé de valoriser le temps de bénévolat, nous avons totalisé plus de 30 équivalents temps plein. Il y a deux grandes rencontres chaque année, l'Assemblée générale suivie par 150 adhérents et la Journée des Délégations qui réunit 200 personnes pour faire le bilan des avancées dans les trois missions sociales très vivantes dans l'Hérault : recherche, action pour les malades, information prévention.

Il faut que j'explique une « exception culturelle » du comité en prenant la précaution oratoire de ne citer aucun nom de bénévole ni de délégation. En Languedoc « chacun reconnaîtra les siens ». Voici une commune où 25 bénévoles sont réunies une fois par semaine pour rafraîchir des vêtements et les céder à 1 € pièce. Il leur arrive de totaliser 30 000 € en fin d'année. Le maire leur a aménagé un local en reconnaissance de leur action sociale. En 3 ans, une personne déléguée aux récupérations a rassemblé 50 000 téléphones portables, associant geste utile et soutien à la Ligue. Un couple d'entrepreneurs retraités héberge annuellement dans

sa maison environ 10 tonnes de films radiographiques récupérés. Une trentaine de bénévoles viennent 4 fois par an trier les films dont sont extraits les sels d'argent au profit de la Ligue. Une délégation a voulu figurer dans le press-book des records en tricotant pour le bicentenaire de la Révolution le 14 juillet 1989 la plus longue écharpe tricolore. En partenariat avec le comité de l'Aveyron la plus grande mêlée de rugby du monde a été organisée en 2017 sous le viaduc de Millau 1 848 personnes ont battu le record japonais de 1 565 participants. Un huissier était présent, moi aussi.
Être « délégué aux délégations » est un travail à plein temps au Comité de l'Hérault associant dynamisme et cordialité. Même les échecs peuvent être remémorés avec sympathie tellement leurs préparatifs avaient soulevé d'enthousiasme. En mai 2012 un Relais pour la Vie a été victime d'un épisode climatique centennal. Pluie, brouillard, vent glacial et tempête en bord de mer à la Grande Motte. Des ligueurs venus nous soutenir d'Île-de-France ou d'Alsace étaient sidérés par ce temps. La revanche a été prise par les bénévoles qui organisent depuis chaque année, un « dîner blanc » où chacun apporte son panier lors de belles soirées d'été. Deux soirées par an dans un petit port de l'Hérault 300 à 500 convives sont réunis autour de steaks de thon braisés avec 40 bénévoles pour les servir. Tout cela est peut-être folklorique mais ce sont des actions concrètes, efficaces et populaires. Grâce à la Ligue et à ses délégations, la lutte contre le cancer est présente dans la vie publique du département avec en moyenne 130 manifestations par an. La Ligue doit être partout présente même dans les zones moins peuplées. Les hauts cantons de l'Hérault, lieu du Parc Régional du Haut-Languedoc, sont regroupés dans la communauté de communes du Grand Orb avec 22 000 habitants dans 24 communes. Sous l'impulsion de son président Antoine Martinez, Maire de Bédarieux, le conseil communautaire a mis à disposition des malades un bar désaffecté dans lequel la Ligue a installé une escale bien-être en 2016. Le comptoir du bar et la grande glace, celle qui est cassée par des bouteilles dans les westerns, ne gênent pas les activités de remise en forme.

J'ai eu une occasion assez pittoresque de mettre à l'honneur le comité de l'Hérault pendant mon mandat de président national. J'ai remis au comité le troisième prix du palmarès des comités départementaux sous les applaudissements et quelques sourires de l'assemblée générale car ce prix est intitulé « Prix du Président de la Ligue ».
J'ai quitté le comité de l'Hérault sans nostalgie avec comme successeur le professeur Jean Bernard Dubois, très impliqué comme les administrateurs chargés de missions dans le domaine de leurs compétences professionnelles. La coordinatrice est remarquable, entourée de permanents motivés et compétents. L'expérience acquise dans l'Hérault m'a beaucoup aidé pour me situer plus tard dans mon rôle de président de la Fédération ; il a fallu attendre 80 ans de 1918 à 1998 pour que le président national soit issu des comités départementaux. Ce n'est pas un honneur particulier mais c'est une expérience qui peut servir.

Au conseil d'administration de La Ligue nationale

En 1990, je suis devenu membre de conseil d'administration de la Ligue nationale en tant que représentant des Comités. J'ai voulu être un administrateur actif, présent aux réunions et aux assemblées générales, et contributif aux délibérations du conseil. J'avais ainsi une vision plus nette de la Fédération. La couverture du territoire métropolitain et ultramarin par les comités départementaux amplifie la visibilité de l'ensemble et la force de pénétration des messages diffusés. Le corollaire est que certains points faibles, ici ou là, pourraient fragiliser l'ensemble. La solidarité de tous les membres devient une nécessité fédérale absolue. J'avais des échanges fréquents et cordiaux avec les autres comités. J'avais bien identifié la montée en puissance des comités alsaciens dont les actions de terrain étaient remarquables. Le comité du Haut-Rhin n'allait pas tarder à s'installer en tête et pour longtemps du palmarès des comités départementaux avec plus de 40 000 adhérents. J'étais déjà un collègue et ami de son président Philippe Reys, chirurgien lui aussi. Il avait une connaissance étonnante de la complexité de la Fédération et de la sensibilité de ses différents comités, Il devait

m'en faire bénéficier plus tard pendant mon mandat de président national.
Le président Gabriel Pallez me confia la réalisation d'un audit sur une action innovante développée par la Ligue depuis plusieurs années. Ce programme de prévention contre le tabagisme appelé Pataclop était né dans le comité des Hauts-de-Seine et avait connu une bonne implantation dans d'autres comités. Un groupe de pilotage avait été créé et je pris contact avec ses différents membres. Je connaissais bien Pataclop qui était dynamique dans l'Hérault. Cette action était généreuse dans ses intentions et probablement efficace à une époque où les enfants n'étaient pas assujettis au téléphone portable et aux jeux vidéo. Mais comment le prouver ? Il aurait fallu comparer des classes avec une action Pataclop et les autres sans action et cela pendant plusieurs années. Or les classes se font et se refont d'une année sur l'autre, les enfants changent d'école ou de classe à l'intérieur de la même école. S'agissant d'éviter aux enfants le piège de la première cigarette il paraissait préférable d'intervenir dans les classes primaires et non dans les collèges. Je proposais également un programme plus global incluant l'alimentation, le sommeil, l'activité physique. J'avais lu une étude montrant que le temps consacré à la télévision sur une année entière par un enfant était aussi long que le temps passé en classe. Je concluais en proposant que des experts tabacologues incluent dans le programme un dispositif d'évaluation. Pataclop n'a pas démérité. Il correspondait voici plus de 30 ans à une certaine fraîcheur d'intention. Actuellement on ne pourrait plus proposer une intervention en prévention sans prévoir dans l'étude un dispositif d'évaluation.

Un tournant pour la Ligue : la concertation de 1997

L'Assemblée générale de la Ligue nationale à Agen en juin 1997 n'est pas à marquer d'une pierre blanche. Il y eut des tensions sur des questions de gouvernance et sur les orientations à privilégier dans la lutte contre le cancer. Cette situation est moins préoccupante que des oppositions entre personnes. Elle peut même être bénéfique avec de la bonne volonté pour rapprocher les points de vue. Le président Gabriel Pallez avait mal ressenti ce qu'il considérait à tort comme une défiance envers sa personne. Les efforts de modération que j'avais déployés en tant que vice-président n'avaient pu lui éviter quelques moments d'irritation. Après quelques jours de réflexion, il montra ses qualités humanistes et stratégiques en prenant une décision qui serait salutaire pour la Ligue. Il ouvrit une période de Concertation et définit le cadre général de son déroulement. Il ne participerait pas lui-même aux débats. Il confia la méthodologie des travaux à une personne extérieure à la Ligue, un stagiaire de l'ENA. Il proposa à une vingtaine de personnes de contribuer à la réflexion sans oublier quelques « contestataires ». Le docteur Jean-Claude Cuillère du Comité de Loire-Atlantique, cancérologue reconnu et profondément ligueur, s'était manifesté à Agen. Il fut convié à la concertation. Le président Pallez me demanda de le représenter dans le débat. Il s'agissait de définir de futures orientations à soumettre à la Ligue.

Le stagiaire de l'ENA avec lequel j'ai repris contact récemment, Claude Raynal, a joué sa partition de façon remarquable considérant qu'il s'agissait plutôt d'une crise de croissance que d'une régression. Les comités départementaux avaient mal vécu la révélation publique des tristes affaires de Crozemarie. Par un amalgame fâcheux des bénévoles avaient été brocardés sur la voie publique. Certains comités considéraient que le pouvoir central était trop lointain. C'est une tendance assez répandue, quel que soit le domaine, de dire que le pouvoir central est éloigné du terrain, autoritaire et quelquefois dispendieux alors que la base est efficace pragmatique et souvent vertueuse. Quand on regarde de plus près on s'aperçoit que le paysage est moins contrasté. J'ai pu donner beaucoup de temps à la concertation. Dès les premières réunions j'eus bon espoir car je me trouvais dans un groupe très motivé. Le déroulement des travaux faisait apparaître des points d'importance stratégique.

Les comités devaient être davantage impliqués dans la vie fédérale car la Fédération est constituée par leur rassemblement. Il y avait un malentendu sémantique opposant les mots Siège et Comités. Le Siège est un immeuble qui appartient aux Comités à travers la Fédération qui les regroupe. Dans cet immeuble se réunit le conseil d'administration qui est le seul organe décisionnel. Il était étonnant que les comités n'aient pas la majorité dans le Conseil qui les réunissait. La solution apparut simple il suffisait de porter de 14 à 16 le nombre d'administrateurs issus des comités.

Une innovation est ressortie de la concertation : la Conférence des présidents de comité. Elle est apparue comme utile faute de temps libre pour des échanges approfondis lors des assemblées générales. Elle se déroulerait une fois par an et son programme serait élaboré par les présidents de comité afin d'être certain qu'il réponde à leurs préoccupations. Le groupe évita le danger de créer un poste de président de la Conférence des présidents. On aurait pu avoir deux présidents de la Ligue. Un seul est bien suffisant. À l'usage cette Conférence a bien fonctionné.

Les conclusions de la concertation furent largement adoptées par le Conseil d'administration puis par l'assemblée générale de Poitiers, la première que j'ai présidée. Ce fut la base de la modification des statuts de 1999. Cette modification se révéla utile. Il faut remercier tous ceux qui ont apporté leur contribution. Le stagiaire de l'ENA régulateur avisé de nos débats est maintenant sénateur de la Haute-Garonne. Je n'écrirais pas que ce stage à la Ligue lui a été utile mais il m'a dit en avoir gardé un bon souvenir.

Le thème essentiel de la concertation était bien au-delà des questions administratives. Il s'agissait d'organiser les actions et les priorités de la Ligue pour qu'elle réponde mieux aux demandes pressantes des malades. Si le soutien de la recherche devait rester une priorité il fallait redonner tout leur sens aux deux autres missions : les actions pour les malades et la prévention. Ces dernières actions demandent des ressources mais aussi beaucoup de militantisme. La Ligue devait davantage apparaître comme une Organisation non gouvernementale (ONG) indépendante et capable d'être un lanceur d'alerte et un acteur direct. On retrouvera ce militantisme dans le groupe qui préparait les Etats généraux de novembre 1998.

Un conseil du professeur Jean Bernard

En octobre 1997, le Professeur Jean Bernard, éminent pionnier du traitement des leucémies, était vice-président de la Ligue. Il m'a reçu chez lui. Je voulais recueillir ses conseils sur la lutte contre le cancer à la Ligue et sur ma candidature éventuelle à sa présidence. Le président en exercice, Gabriel Pallez, m'avait fait la confidence de son départ en 1998. Sur le deuxième point il a été clair et rapide. *« Si j'avais 25 ans de moins je me présenterais ».* C'était la différence d'âge entre nous. Cela nous a donné du temps pour parler de l'évolution de la cancérologie et de la Ligue. À près de 90 ans il recevait encore des consultants dans son ancien service. Il prenait soin d'être accompagné par un jeune chef de clinique en cas de problème médical difficile. Le plus souvent il n'avait besoin d'aucun éclairage moderne car les consultants venaient simplement voir s'il allait bien. Je repensais quelques fois à lui, en fin d'activité médicale, par similitude des consultations. Pour la cancérologie, il aurait voulu que le siècle à venir soit celui de la prévention et que la Ligue s'implique davantage auprès des enfants et des jeunes. Il faudrait également être très attentif aux progrès décisifs qu'il pressentait dans la biologie du cancer. Vingt ans plus tôt, orateur invité au Congrès de Chirurgie, il avait peu parlé de chirurgie et de médecine mais surtout de biologie. Les ciseaux, dont il nous parlait, étaient des ciseaux moléculaires… Il termina notre entretien sur le bonheur apporté par la résolution de cas difficiles. En prenant congé de lui j'étais confiant et déterminé.

Un programme pour la Ligue contre le cancer Février 1998

En me déclarant candidat à la présidence je ne voulais pas me contenter d'exposer des convictions personnelles et je souhaitais être élu sur un programme. Le président Pallez me proposa de l'exposer au conseil d'administration précédent celui de l'élection. Je l'ai présenté ainsi :
La ligue a réussi des évolutions majeures au cours des dernières années. Elle doit continuer à évoluer pour faire face aux défis de la lutte contre le cancer du XXIe siècle et répondre aux attentes

des malades et du public. En 1997 la démarche de concertation a défini des perspectives validées par le Conseil d'administration. L'extrême diversité des opinions, des suggestions et des propositions reflète le dynamisme de La Ligue et de ses 102 Comités départementaux représentant 600.000 adhérents. L'existence d'un consensus sur de grandes options témoigne d'une évidente volonté de rester unis afin que notre diversité demeure notre force. Au cours de ces années, La Ligue a su prouver qu'elle était la grande organisation de lutte contre le cancer et qu'elle pouvait le faire reculer Il convient de renforcer son dispositif en réseau sur tout le territoire pour intensifier les actions de terrain.

Agir pour les malades pendant et après la maladie

La Ligue doit favoriser la prise en charge globale du malade par les soignants

- Pendant la maladie, aider directement les malades (soutiens matériel et psychologique, lutte contre la douleur), aider les familles pour aider les malades, aider les institutions à mieux répondre aux attentes des malades, soutenir des projets pilotes d'amélioration des conditions de vie à l'hôpital, soutenir des actions de formation des soignants à la prise en charge globale des malades, soutenir des actions de recherche sur la qualité de la prise en charge, aider au développement de la médecine prédictive.
- Après la maladie, continuer à développer le thème classique de réinsertion socioprofessionnelle et de qualité de vie après le traitement, développer les notions modernes de défense du droit des malades par les malades eux-mêmes, aider au regroupement des anciens malades comme relais d'opinion, favoriser la création d'une conférence des présidents des associations de malades, accueillir un représentant des associations de malades au Conseil d'administration national et favoriser une telle disposition au sein du Conseil d'administration des Comités départementaux.

Renforcer les actions d'information et de prévention

- o en utilisant davantage les relais d'opinion locaux des Comités, sous réserve que ceux-ci reçoivent des messages simples et scientifiquement validés sur la prévention et le dépistage. Développer les axes de recherche spécifiquement liés à la prévention en menant des partenariats avec d'autres acteurs et d'autres associations, notamment en ce qui concerne la lutte contre le tabagisme. Deux actions concrètes pourraient illustrer cet effort, la constitution d'un groupe de suivi Ligue-/CNAM (Caisse Nationale d'Assurance Maladie) concernant le dépistage et une place plus grande donnée à la recherche en prévention.

Confirmer l'importance de la recherche au sein de La Ligue et la valoriser sur le terrain

- o maintenir l'effort financier en sa faveur, voire l'augmenter soit par utilisation partielle des réserves, soit par diminution de l'acquisition de matériels hospitaliers
- o renforcer la crédibilité des actions de La Ligue en matière de recherche, notamment en se plaçant du point de vue des résultats que les malades peuvent attendre et présenter ces efforts selon des « chemins de traitement » entre travaux de recherche fondamentale, recherche appliquée et recherche clinique ;
- o renforcer la crédibilité des systèmes de décisions en mettant plus de cohérence entre les conseils scientifiques nationaux, régionaux, et départementaux et les autres acteurs de la recherche ;
- o ouvrir de nouveau axes de recherche notamment dans les domaines psychosociaux, de prévention et d'économie de la santé. On ne peut pas considérer le cancer comme simplement la maladie d'un organe, mais plus largement le problème d'un être humain dans son environnement social et culturel.

À la fin de la présentation d'un programme à l'aube de l'an 2000, il apparaît clairement qu'il faut être prêt à répondre aux attentes considérables des malades, des soignants, des chercheurs, et de la population. (Programme validé par le Conseil d'administration du 26 février 1998).

Élection à la présidence de La Ligue nationale

Gabriel Pallez président sortant, avait voulu marquer symboliquement la continuité de la ligue. En avril 1998 il a présidé la session du matin du conseil d'administration. En fin de matinée, l'ordre du jour appelait l'élection d'un nouveau président. J'ai été élu dans la poursuite des actions qu'il m'avait confiées. Il a assisté au conseil de l'après-midi que j'ai présidé où les nouveaux statuts proposés dans la démarche de concertation ont été approuvés. Il n'y avait aucune rupture du fait de mon arrivée. Les travaux préparatoires aux États généraux étaient déjà commencés. J'ai voulu renforcer la cohésion entre les comités en indiquant que je n'étais pas seulement le président d'un conseil d'administration mais de la Fédération Ligue nationale réunissant les comités départementaux. J'ai décidé d'écrire une lettre mensuelle, sur une seule page, personnalisée à chaque président de comité. Cette lettre ne donnait pas des directives mais des orientations et des informations sur la vie de la fédération. J'ai relié pour mon usage personnel les 100 lettres dont je citerai simplement la première et la dernière. J'avais appris par l'expérience que l'action est plus importante que l'information mais s'il n'y a pas d'informations l'action est moins efficace. Je me réjouis que le président Axel Kahn ait repris en l'améliorant cette action de cohésion par l'information. Il l'a confortée car la lettre sur la vie de la Fédération est hebdomadaire et occupe plusieurs pages–écran.

Ma première lettre de président de La Ligue Vers l'avenir – 1998

On dit avec raison que La Ligue est forte de ses 103 Comités départementaux en réseau sur tout le territoire de notre pays. La diversité des Comités doit faire la richesse et l'efficacité de nos actions de terrain, mais il faut prendre garde qu'elle ne soit, ici ou là, une cause de moindre impact pour nos missions. Dans cette lettre mensuelle aux Comités, on aura vite compris que je ne suis pas un adepte de la langue de bois mais à l'écoute du terrain ou sont nos 600 000 adhérents. J'entends dire que certains Comités dits « petits » se sentiraient un peu à l'écart de ce grand mouvement, parti de notre concertation nationale. Ce mouvement a dominé l'Assemblée générale de Poitiers qui a voté de nouveaux Statuts, élu de nouveaux administrateurs et adopté un nouveau programme d'actions.

La Fédération sera davantage au service de ses Comités mais elle leur demandera aussi davantage. C'est pourquoi nous avons voulu nous rassembler, tous, fin novembre, pour la manifestation nationale des États généraux des malades. Le même dynamisme doit motiver les soi-disant « petits Comités » comme les soi-disant « grands ». Pour cela, il faut deux choses : s'organiser et agir.

- s'organiser, c'est répondre aux impératifs d'efficacité. Dans les Comités le Président doit consacrer suffisamment de son temps à sa fonction. Lui et les administrateurs doivent donner l'exemple comme étant les premiers bénévoles. Pour ceux qui ont déjà beaucoup donné, ils peuvent encore apporter leur expérience et leur sagesse en devenant des conseillers écoutés. Les salariés de La Ligue doivent être fiers de travailler pour elle. Les bénévoles doivent être écoutés, aidés et formés s'ils le désirent. Je suis attristé quand j'apprends qu'un bénévole potentiel nous a contacté et qu'il est reparti parce qu'on n'a rien su lui proposer.
- agir, c'est tout simplement accomplir l'une ou plusieurs de nos trois missions : agir pour les malades, soutenir la recherche, informer et prévenir. Y-a-t-il un seul département dans lequel il n'y ait pas de malades en difficultés, des proches de malades à soutenir, d'enfants dont on peut favoriser l'éducation à la Santé ? Les Comités qui veulent agir, et qui voudront des moyens les obtiendront de la Fédération nationale et des Comités voisins, car nous allons renforcer notre solidarité par des actions communes et concertées. Déjà, certains ont pris d'excellentes initiatives, comme celle de se regrouper en Régions ou en « supers-

régions ». Cela est efficace et je consacrerai volontiers une journée à rejoindre de telles réunions de travail. Soyez également assurés de la compétence et du dévouement de l'équipe nationale des « relations avec les Comités » et demain, aussi, « des administrateurs de liaison » que vous aurez choisis.

Dans l'action, il n'y a pas de « petits » ou de « grands », il suffit seulement d'être motivé. Chers amis des Comités, ne vous demandez pas seulement ce que La Ligue nationale peut faire pour vous, demandez-vous aussi ce que vous pouvez faire pour La Ligue et pour ses missions c'est-à-dire pour faire reculer le cancer.

Défendre les droits des malades (préparation des États généraux février 1998)

La Ligue n'est pas stricto sensu une association de malades mais beaucoup d'adhérents sont proches des malades ou sont d'anciens malades. Elle est aussi une association d'usagers de la santé avec dans ses missions « les actions pour les malades ». C'est une mission majeure de La Ligue d'agir pour les malades et de les aider à défendre leurs droits. L'objectif de cette démarche me paraît clair : obtenir pour tous les malades un niveau élevé de qualité des soins et de prise en charge globale. Pour le malade cela signifie beaucoup « *on m'accueille bien, on m'attend vraiment à mon arrivée, on cherche à me connaître, on me parle, on parle à ma famille, on m'explique, on me sécurise, il y a un groupe de soignants motivés autour de moi* ». La prise en charge globale est un tissu relationnel qui donne une valeur ajoutée à la qualité des soins. Avec la technicité qui va arriver en vagues déferlantes pour modeler la cancérologie, le véritable enjeu du 21e siècle sera de maintenir et développer l'humanisme dans les soins.
Je vois trois dangers à éviter pour une association représentant les malades :

- Il ne faut pas se tromper de porte-paroles. Ce ne sont pas les cancérologues qui doivent fédérer les malades, mais ils doivent leur donner la possibilité d'exprimer leurs besoins eux-mêmes.

- Il ne faut pas se tromper de combat. Le premier droit du malade ce n'est pas la revendication c'est simplement le droit de recevoir les meilleurs soins partout où il est traité.
- Enfin, il ne faut pas se tromper d'objectif. Une association de patients n'a pas finalité à devenir un groupe de pression au bénéfice des médecins, elle doit avoir pour priorité l'amélioration des soins.

Si l'on veut changer les choses rapidement, et cela est voulu par La Ligue, il faut aider le hasard en apportant de la méthodologie. La bonne volonté ne doit pas suffire ; il faut apporter de la formation pour que les malades volontaires puissent être efficaces dans leur démarche. Il faut segmenter les objectifs (l'annonce de la maladie, le programme de soins, les soins de support). Il faut préparer des évaluations. Je ne crois pas aux choses efficaces qui ne se mesurent pas. Or, l'indice de satisfaction se mesure, par une série d'items, mais aussi de façon générale « *on me soigne bien, je me sens bien dans cette équipe de soins, on s'occupe bien de moi* ». Le malade et sa famille savent reconnaître une véritable prise en charge même dans des localisations où les résultats ne sont pas à la hauteur souhaitée comme pour les cancers du poumon ou du pancréas.

La qualité de l'information fait partie du traitement, elle a une vertu thérapeutique. Sur le papier l'information reste figée. La véritable information passe par la parole et par le regard, elle est alimentée par l'écoute sans laquelle le dialogue n'existe pas. Le psychiatre Yves Pelicier disait « P*our le malade, les papiers s'envolent les paroles restent* ». Je suis convaincu par l'intérêt des pratiques de terrain dans ce domaine. Il faudra que La Ligue suscite des innovations. Je crois que le souci d'une bonne prise en charge globale est un élément de motivation pour toutes les équipes soignantes.

Préparation des premiers États généraux des malades atteints du cancer

Beaucoup de réunions en province ont précédé la réunion de conclusion à Paris des premiers États généraux des malades atteints de cancer. Ce travail est important pour comprendre la force de cette prise de parole collective. Toute l'année 1998 a été consacrée à cette action impliquant la souffrance des malades, la volonté des ligueurs et la méthodologie du programme. Comme en 1789 il y a eu des rencontres en province, dans les départements ou les régions avec l'expression libre des malades en présence d'infirmières, de médecins généralistes, de cancérologues. Il y avait un partage du mal-être entre soignants et soignés Les témoignages concernaient tout ce qui ne se passe pas bien, l'information insuffisante, la douleur négligée, les besoins sociaux méconnus et les temps d'attente trop longs pour les rendez-vous d'examens en cascade sans coordination. Rien n'était oublié. Des dépassements d'honoraires excessifs aggravaient la précarité qui accompagne souvent la maladie.

J'ai suivi plusieurs sessions provinciales dans des Comités et j'ai été marqué par une réunion dans le comité de l'Ain. Le président avait invité plus de 60 patients. L'expression orale de la souffrance peut avoir un effet d'atténuation. Parler de ses difficultés devant des soignants attentifs et des ligueurs motivés, écouter d'autres patients rend la parole plus facile « *Enfin quelqu'un m'écoute et je ne suis pas le seul à vivre cette situation* »......« *Si mon témoignage est enregistré il servira peut-être à quelque chose* ». Chacun écrivait quelques mots du grand cahier de doléances qui devait remonter à Paris. Surprenantes réunions qui commençaient dans la crainte et la timidité et qui finissaient parfois avec des sourires lors de la séparation. J'avais la certitude qu'un danger majeur s'éloignait, celui de dresser les soignés contre les soignants. C'étaient les mauvaises manières subies par le « malade objet » qu'il fallait combattre et les soignants voulaient participer au changement. Comment avoir confiance dans les soins quand l'entrée dans le parcours de soin est chaotique ? Les bénévoles de la Ligue trouvaient dans ces actions pour les malades un militantisme répondant à leur engagement associatif.

Le comité de pilotage national se réunissait 2 fois par mois. Claire Compagnon responsable des actions pour les malades, apportait une méthodologie éprouvée par des actions en faveur des patients atteints de sida. Une démarche fut très positive, celle des auditions. La Ligue recevait à son siège des cancérologues du secteur public ou libéral, des directeurs d'hôpitaux, des médecins généralistes, des directeurs de l'action sanitaire et sociale. Nous écoutions avec attention leur vécu. Il était important pour la Ligue de connaître l'autre face de la cancérologie celle de l'administration, de la gestion, de l'organisation des soins. Les échanges sensibilisaient les acteurs et les décideurs aux difficultés vécues par les patients. Un sociologue attentif Philippe Bataille suivait de près toutes les réunions. Ses ouvrages témoignent de l'ampleur de l'impact social du cancer dans une vie et dans une famille. En novembre la Ligue était prête. 80 comités départementaux avaient prévu de prendre en charge le déplacement des malades. Une quarantaine d'entre eux avait donné leur accord pour intervenir sur la scène. Nous ne savions pas que la prise de parole des malades serait aussi spontanée, passionnée, diffuse, occultant le moment des discussions programmées.

Le matin du 28 novembre j'ouvrais les États généraux seul sur l'avant-scène avec le rideau baissé derrière moi et plus de 1 000 personnes dans l'amphithéâtre. J'avais un sentiment d'inquiétude jamais ressenti dans les congrès médicaux. Était-ce la fin d'un programme où le début d'un changement plus profond ?

Les premiers États généraux des malades atteints de cancer

Plus de 20 ans après, je demeure persuadé que le 28 novembre 1998 demeurera un jalon historique dans la prise en charge des

personnes atteintes de cancer[15]. Ce jour-là, l'urgence et la nécessité de modifier les rapports entre soignants et soignés a été révélée. Par une sorte de révolution sociétale le rapport entre les acteurs allait changer. Le malade objet de soins voulait devenir partenaire du soin. La ligue n'a pas été le facteur unique de changement. Elle s'est trouvée dans une conjonction favorable au bon endroit et au bon moment. Le ministre de la Santé, Bernard Kouchner, nous a donné acte que cette journée était le point culminant des États généraux de la santé voulus par le Premier ministre Lionel Jospin. Il a déclaré « *De ce jour plus rien de sera jamais comme avant pour les malades atteints de cancer* » Sous la pression des malades il n'a pu se retirer en fin de matinée qu'après avoir pris l'engagement de revenir dans l'après-midi participer à la conclusion des travaux. Dans un amphithéâtre de la Défense étaient réunis 1 100 malades (*le Tiers État ?)* 40 cancérologues (*la noblesse ?)* le ministre et le directeur des hôpitaux (*le clergé ?).*
Dans une déferlante de revendications et de critiques les malades s'exprimaient avec véhémence. La maladie paraissait la responsable principale de la situation mais les soignants n'étaient pas épargnés. La façon d'annoncer la maladie était à l'origine de fortes réprobations « *Dans un couloir, j'étais debout* » « *on me l'a dit au téléphone...sur le répondeur* » « *on m'a dit : je n'ai pas le temps de vous faire un cours de médecine* ». Les malades voulaient briser le tabou du non-dit ne supportant plus le malentendu dans lequel ils étaient maintenus. L'occultation du mot cancer était anachronique, venue du temps précédant la chimiothérapie qui signifie aujourd'hui pour chacun : traitement anticancéreux. Certains soignants pensaient qu'il valait mieux ne pas ajouter le poids du mot cancer mais au fil des dénégations cela peut être considéré comme un manque de respect. Le scénario préparé avec des malades-témoins, issus des réunions régionales et placés sur la scène, n'a tenu qu'une vingtaine de minutes. Les malades de l'amphithéâtre avaient pris la maîtrise

[15] Le numéro du 140e anniversaire de Concours médical a retenu les États généraux comme l'un des événements clés de cette très longue trajectoire (Dr Alain Trébucq).

de la séance en prenant les micros. Ce qui dominait dans la relation des faits décrits par les malades était la convergence des souffrances et des besoins exprimés. Les cancers apparaissaient parfois comme un groupe très hétérogène de maladies. Quel est le lien entre un garçon de 8 ans traité pour une leucémie, une femme de 50 ans présentant un cancer du sein et un homme âgé porteur d'un cancer de la prostate ? Dès que les parents du garçon leucémique s'expriment on voit bien apparaître une communauté d'inquiétude, de besoin d'informations sur la maladie et d'explications sur le traitement. Il s'agit d'un véritable collectif concerné par la crainte imprécise de l'avenir et la recherche d'une sécurisation à travers une prise en charge de qualité. Les imperfections après l'annonce de la maladie, attente trop longue pour les examens complémentaires avant le traitement, défaut de coordination entre les intervenants, paraissaient majorées par le déficit d'humanisme initial. Quand un parcours de soin débute aussi mal on est moins rassuré sur les étapes suivantes…

Après la lame de fond venue de l'amphithéâtre le ministre et les cancérologues ont pu témoigner de leur motivation pour améliorer les conditions de l'annonce et des soins. Les malades-témoins des réunions préparatoires en région ont largement contribué à une orientation décisive. Un travail en commun avec une écoute partagée entre soignants et soignés devrait permettre des améliorations. La bonne volonté ne manquait pas mais il fallait tenir compte de la longueur du chemin à parcourir. Ce n'était pas une circulaire ou un arrêté qui pourraient suffire à induire le changement... Et pourtant il a suffi de quatre années pour qu'arrivent en 2002 des transformations législatives et sociales majeures la Loi Kouchner et le Plan Cancer de Jacques Chirac.

La loi Kouchner de 2002 a été fondatrice des droits des malades : droit à l'information, accès au dossier médical, commission des relations avec les usagers et de la qualité de la prise en charge, accès des associations agréées aux instances décisionnelles ou consultatives, indemnisation de l'accident thérapeutique sans faute. Les deux mots clés sont inscrits dans l'intitulé de la loi :

Droit des malades et Qualité des soins. C'étaient déjà les mots-clés des États généraux[16].
Le Plan Cancer allait occuper mes 5 dernières années de présidence à la Ligue.

Le cri sourd des patients
in Organisation cancérologie 1998. Francis Odilon Wenger

« Sauf peut-être à la Ligue, on avait un peu oublié de se réunir en nombre pour parler du cancer, tenir des forums, confronter les points de vue des soignants (de la plus haute technicité à la plus grande humanité) et de ceux qu'ils soignent. Comme si leurs objectifs n'étaient pas comparables. Comme si la parole du patient n'était audible des praticiens, voire, du public, que tant qu'il est (ou qu'il redevient) bien-portant.
Sauf peut-être à la Ligue, on finissait par être au calme dans le silence confortable et poli de ces "patients atteints d'une grave maladie" qui, dans une grande majorité, ont souvent la parole coupée par leur souffrance morale infranchissable et la perspective effrayante de leur parcours thérapeutique. Comme s'il était plus convenable de ne rien dire du tout, lorsque l'on n'a qu'une plainte, un appel au secours, un cri à formuler. Comme si l'intelligible ne pouvait pas souffrir de dire un drame sans plus, sans chercher à paraître ou rendre intelligent.
Alors, la Ligue a relevé le défi, mobilisé ses bénévoles, rassemblé les paroles qui bruissaient en son sein et qu'elle n'écoutait plus, parfois, que d'une oreille, à force de les entendre tous les jours. La Ligue a tenu ces États généraux des patients que Bernard Kouchner désire aussi tant réunir, non sans difficulté, en les élargissant à tout le champ de la santé.
Le ministre est venu ; il est même revenu le 28 novembre, à la Défense. Pour témoigner de son soutien et annoncer ses mesures en faveur des soins palliatifs, conquises de haute lutte, dit-il, au

[16] Je remercie tous ceux qui ont préparé ces États généraux, les malades et les ligueurs venus des Comités départementaux, Claire Compagnon et l'équipe du siège national.

Parlement et perçues cependant comme presque dérisoires par son auditoire de malades.
Le public attendait quelque chose de magique, de grandiose, de surprenant, à la mesure des émotions échangées de longues heures durant. Tout le monde est rentré chez soi. Va-t-on en rester là ? »
« C'est un départ ! promet Henri Pujol. »

La force des femmes dans la lutte contre le cancer du sein
L'histoire du Réseau des malades
« À Céline, Chloé, Françoise, Régine et les autres »

Nous étions tout près de la clôture des États généraux. Une forte tension était montée dans l'assistance. La répétition des « doléances » devenait lassante et même blessante pour les malades, comme le témoignage de l'enfermement où ils se sentaient maintenus. La Ligue avait-elle préparé, orchestré, cette manifestation à seule fin de jeter un cri d'alarme ? Allions-nous laisser les participants, spectateurs ou acteurs, sur une frustration ? C'est à ce moment que j'ai repris le micro en main pour essayer de retourner la situation. Ce n'était pas pour clôturer la séance mais pour ouvrir un nouveau chantier et un nouveau défi. J'avais saisi en plein vol la remarque violente d'une patiente : « *Comment se fait-il que nous nous trouvions seulement aux 1er États généraux, alors qu'il y a tellement à faire ? Ne devrions-nous pas en être aux 10e !!!!*». Tout basculait. Les États généraux ne devaient plus être dans le déclaratif mais dans la programmation. Ce qui importait c'était le travail à faire entre deux États généraux. L'intervalle entre deux jalons devait être aussi important que les jalons.

Dans une improvisation totale, je donnais rendez-vous au ministre et à l'assistance pour les 2e États généraux en l'an 2000, afin de présenter des réalisations. La salle applaudit et Bernard Kouchner accepta l'invitation avec un geste d'incertitude sur son avenir personnel au Ministère (effectivement il était au Kosovo à l'échéance proposée) Pourquoi deux ans ? Une année me paraissait trop courte pour un tel chantier. Quatre années, c'est une olympiade, c'est bien long. L'an 2000 était mythique car le 31 décembre on basculerait dans le IIIe millénaire. Une belle date pour refaire le point.

Dès la fin de la session dans le grand vestibule qui sépare les amphithéâtres de la Défense, je fus entouré, avec l'équipe de la Ligue, par une centaine de personnes qui ne se résignaient pas à quitter le site. Parmi elles, une très large majorité de femmes qui avaient été les premières à saisir les « micros voltigeurs », les premières à ouvrir la déferlante des prises de paroles. Elles disaient : « *il faut rester groupés... travailler ensemble... ouvrir des chantiers : consultation d'annonce, précarité, congé parental, soutien psychologique* ». En plus des personnes apparues comme leaders lors des États généraux en régions, d'autres nous laissaient leurs coordonnées. Le Service « Actions pour les malades » de la Ligue était compétent pour supporter l'organisation de ce qui allait devenir le Réseau des malades. Ce Réseau, animé par des femmes, allait faire preuve d'un dynamisme incroyable, frisant parfois une « agressivité bien intentionnée ». Il fallait du changement et certaines, sachant que leur temps était compté, se situaient dans l'impatience. C'est dans ces circonstances que j'ai pu mesurer l'extraordinaire énergie de ces combattantes.

« Tout d'abord nous n'avons plus peur de parler du cancer, de l'appeler par son nom, parfois de le défier, de lutter contre lui. C'est notre ennemi...
Ensuite nous voulons travailler collectivement et au coude à coude en réunion. C'est à la Ligue de nous permettre de nous réunir (pas de conférence téléphonique) et de prendre en charge autant que possible nos déplacements. On ne se réunit pas pour parler mais pour avancer, pour produire, pour provoquer des changements.
Enfin nous voulons interagir avec les médecins, les infirmières, les administratifs. Nous, nous savons ce que nous voulons, c'est aux soignants de nous écouter et de nous dire ce qui est possible... et si ce n'est pas possible, l'on doit nous expliquer pourquoi. »

Certes les hommes n'étaient pas exclus du Réseau mais ce sont les femmes qui étaient les fers de lance et les actrices du changement. C'est dans ces années que j'ai vu de très beaux exemples du « malade expert » que Jack Ralite appelait de ses vœux en 1981. Il s'agit d'une personne qui a dépassé ses propres souffrances et ses difficultés, sans les avoir oubliées, pour se mettre au service des autres malades qui viendront après elle. Elle a mémorisé des circonstances dans les soins où elle aurait aimé qu'on lui apporte tel soutien, tel secours. Elle a connu des insuffisances et a imaginé les attitudes, les comportements qui pourraient les atténuer ou même les supprimer. Elle sait exprimer ses propositions de façon précise, méthodique, sans fioriture ni agressivité. De telles personnes sont très précieuses pour une équipe. Elles n'étaient pas majoritaires dans le Réseau des malades mais elles contribuaient à le maintenir dans le concret avec des contributions pour la loi Kouchner et le plan cancer de Jacques Chirac.

Le Réseau des malades a connu sa consécration lors d'une réception spéciale qu'organisa pour lui au Ministère Bernard Kouchner dans son second mandat ministériel. Il s'est ensuite dissout à l'issue des 3e États généraux. Il peut renaître si les circonstances le nécessitent. Il existe actuellement un réseau virtuel de malades formé des 103 administrateurs et administratrices représentant, es qualité, les personnes soignées pour un cancer dans chaque conseil d'administration des Comités départementaux. Parmi ces personnes se trouvent des forces vives aptes à se mobiliser pour des travaux en binôme soignants-soignés.

Des mois de travail avec les malades

Je n'avais jamais vu cela une résonance dans les médias aussi intense que spontanée. L'expression sincère, émouvante, de la souffrance des malades avait frappé les journalistes présents en grand nombre. Ils ont retransmis cette émotion comme une grande vague dans l'opinion publique partageant une volonté de changement pour davantage d'humanisme dans les soins. À la

Ligue, nous étions engagés par le défi du rendez-vous en l'an 2000. La première étape fut de respecter les paroles prononcées ce jour-là en les rassemblant dans le Livre Blanc des États généraux paru en 1999 chez Ramsay. Un espace de réflexion et de proposition était ouvert et plusieurs constats s'imposaient. La majorité des participants avait compris avec beaucoup de lucidité que malgré des moyens considérables la lutte contre le cancer se heurte encore à la complexité de la maladie. Les malades et leurs proches reconnaissent le bien-fondé de la politique de prévention et de dépistage, ils ont aussi la conviction que la solution finale sera apportée par la recherche et qu'il faut la soutenir. Par contre le jugement porté sur la dimension humaine des soins est beaucoup plus sévère. De nombreux témoignages mettent en lumière les insuffisances dans ce domaine tant de la part des équipes soignantes que de l'ensemble du tissu social. Les malades et leurs proches ont très nettement exprimé leurs souhaits d'aboutir à un changement radical des mentalités et des attitudes dans la prise en charge de la maladie et de la personne soignée.

Un inventaire impressionnant de remarques, de suggestions, de propositions a pu être ainsi dressé. La ligue contre le cancer a voulu s'engager davantage, amplifier les actions mises en route et favoriser de nouvelles initiatives notamment dans les domaines suivants :

- Améliorer l'information et la communication
- Développer le soutien psychologique
- Contribuer à réduire l'inégalité devant les soins
- Humaniser les structures de soins
- Reconnaître et mieux soulager la douleur
- Mieux accompagner la fin de vie
- Lutter contre l'exclusion économique et sociale après la maladie

Nous n'avions pas besoin de nous lancer un défi car il y avait beaucoup d'engagement à la ligue. Plus de 70 % des comités départementaux étaient déjà dans des actions concrètes pour les malades. Le conseil d'administration était actif et nous devenions une Fédération agissant sur le terrain là où sont les vrais besoins. Le service d'action pour les malades au siège de la Fédération

était bien structuré. Quant à moi je n'avais pas été candidat à la présidence pour m'occuper de statuts mais bien des malades et de leurs familles. Nous n'étions plus dans les propositions mais dans une organisation du travail pour les faire aboutir.
Nous avions plusieurs modalités de travail. Tous les 15 jours environ un groupe d'une soixantaine de malades était réuni pour travailler sur les propositions issues des États généraux. Ce travail se faisait en présentiel par respect pour les malades qui pouvaient se déplacer. L'épidémie de Covid a démontré que l'on peut travailler différemment mais quand on est dans l'impatience ou dans l'émotivité rien ne vaut l'écoute attentive et stimulante pour les autres comme rien ne vaut le regard des autres sur soi lorsque l'on s'exprime soi-même. Le Réseau des malades travaillait également, centré sur la consultation d'annonce.
Beaucoup de travail se déroulait dans les comités départementaux avec des groupes de paroles de malades ou de proches de malade. Il y avait des innovations telles la prise en charge psychologique ou sociale. Certains initiaient des créations de poste dans les établissements de soins à charge pour l'hôpital de les titulariser après deux ans. La Fédération favorisait les échanges directs pour transposer les initiatives réussies. Chacun savait que l'on s'activait en Alsace, en Corrèze, en Loire Atlantique, dans le Nord...et ailleurs.
Au siège de la ligue nous recevions pour connaître leurs besoins et leurs intentions des professionnels : cancérologues, infirmières, directeurs d'hôpital, directeurs d'agence régionale d'hospitalisation. J'estimais également utile d'être disponible et je rencontrais à leur siège des responsables d'institutions : Conférence des doyens de médecine, Fédération hospitalière de France, Fédération de cancérologie privée, Fédération nationale des centres de lutte, Direction des hôpitaux au ministère, Direction générale de la santé, Direction générale de l'Assistance publique hôpitaux de Paris, Association des maires de France, Association des présidents de conseils généraux. Je ressentais la même exaltation que dans ma vie professionnelle car je voyais les projets avancer. Les malades me disaient leur engagement avec la Ligue. Certains d'entre eux étaient dans la véhémence des États généraux ils voulaient que tout ce retard soit rapidement comblé. D'autres, aussi motivés, avaient intégré qu'il fallait un

peu plus de temps. J'observais que certains, sachant leur propre temps compté, voulaient voir le changement avant l'échéance de leur vie.
À l'issue de deux années nous étions prêts à organiser de nouveaux États généraux mais nous n'amènerions plus uniquement des cahiers de doléances.

Naissance de la consultation d'annonce du Plan Cancer

Le dispositif d'annonce est une des mesures emblématiques du Plan cancer de Jacques Chirac, la plus connue, avec la création de l'Institut National du Cancer. Elle est la réponse aux demandes des malades, exprimées lors des États généraux de 1998. La Ligue n'a pas été seulement un lanceur d'alerte, elle a contribué largement à construire la réponse pendant le Chantier cancer.

La colère des patients envers une façon assez fréquente d'annoncer le cancer dans un couloir, en trois minutes, au téléphone, sur un répondeur, signifiait : « plus jamais cela ». Mais suffit-il d'enlever les mauvaises façons pour découvrir la bonne ? Comment faire ensuite ? Trois constats paraissaient établis :

- Ni les malades, ni les soignants ne trouveraient seuls une solution satisfaisante pour tous. Il n'y a pas de façon idéale d'annoncer une mauvaise nouvelle mais certaines façons sont à éviter.
- Les deux parties ne devaient pas travailler séparément pour échanger ensuite « leur copie ».
- Il fallait faire avec les patients une analyse plus fine des étapes précédant et suivant l'INSTANT où ils entendent *« Oui vous avez une tumeur », « oui il s'agit d'un cancer ».*

Parlons d'abord de l'INSTANT. Les malades le décrivaient de façon étonnante comme si le cerveau avait enregistré, avec une charge émotionnelle, des détails extrêmement précis « O*ui ! J'ai détourné la tête et par la fenêtre j'ai vu 4 arbres... des peupliers j'en suis sûr* ». La sidération qui suit empêche les paroles prononcées après l'annonce d'être réellement intégrées. Souvent le diagnostic avait été déjà évoqué. Un radiologue émet des doutes sur une mammographie ou le compte rendu est évocateur. Le médecin traitant vous conseille de consulter tel spécialiste ou vous oriente vers un lieu de soins identifiable par son appellation. Le groupe de patientes qui travaillaient tous les 15 jours sur le sujet, était unanime pour dire qu'il y avait déjà plus qu'un pressentiment. Souvent les délais précédant une consultation de cancérologie sont longs, trop longs, et trois questions sont ressassées dans l'ordre : Ai-je vraiment un cancer ? Comment va-t-on me traiter ? Vais-je guérir ? Or le doute même infime sur la première réponse atténue l'angoisse des questions suivantes. Alphonse Karr a bien résumé cette situation *« Rien n'est pire que le doute mais parfois quand la vérité surgit on regrette le doute ».* C'est à l'instant où le doute vole en éclats, « oui c'est bien un cancer », que les deux autres questions s'imposent dans la perspective. Quel traitement ? Quel avenir ? C'est à ce moment que « la vie basculait » surtout dans les années où l'opinion publique considérait le cancer comme très difficilement curable. Il est important pour le médecin d'annonce de se projeter avec le consultant dans le présent, c'est-à-dire dans l'action et dans l'avenir, c'est-à-dire dans l'espoir de guérir.

Dans le groupe de malades, certaines étaient de vraies patientes expertes. Elles ne restaient pas dans la critique des soignants. Il y avait pour excuser ces annonces maladroites, une explication. *« Ils n'ont pas été bien formés, trop de mathématiques et trop de sciences dures dans les premières années de médecine. Pas assez de sciences humaines et de psychologie ».* Certes la psychologie doit être enseignée dans les cours magistraux et par le compagnonnage mais le réseau des malades voulait des choses concrètes. J'avais été reçu par la Conférence des Doyens de Faculté de Médecine. Je leur avais proposé le soutien de la Ligue sur 2 projets innovants dans ce domaine. Les facultés de Nancy et de Rouen ont été retenues dans l'appel d'offres mais le cadre expérimenté n'était pas facilement transposable.

Les échanges entre le réseau des malades de la Ligue, les cancérologues et les infirmières, fréquents dans les locaux de la Ligue, avaient clarifiés certaines demandes des États généraux qui n'ont pas été retenues. J'avais entendu « *Pas de consultation d'annonce le vendredi* ! », mais pourquoi donc ? « *Parce que si l'on est dans l'angoisse il faut attendre lundi pour avoir une réponse. Vous disparaissez tous pendant le week-end* ». Il suffisait d'avoir un numéro de rappel, on ne pouvait pas satisfaire toutes les demandes. La Commission des 13 cancérologues, préparant le Plan cancer, avait dynamisé les travaux car elle devait rendre ses conclusions avant décembre 2002 (en fait ce fut janvier 2003). J'avais vu rarement un groupe travailler aussi efficacement du fait de la contrainte de temps. L'initiative du Dr Christine Bara, détachée du ministère dans notre groupe, fut déterminante. Il fallait arrêter les modélisations théoriques toujours recommencées et proposer aux établissements de soins de concourir à un appel à projets de terrain. Cette expérimentation en grandeur nature comportait des points obligatoires. Le cancérologue serait accompagné d'une infirmière d'annonce, le malade amènerait un proche s'il le souhaitait, le traitement serait proposé dans ses grandes lignes et confirmé ensuite par la Réunion de Concertation Pluridisciplinaire. Un soutien psychologique et social serait proposé. Il y aurait un compte rendu écrit et le médecin traitant serait informé. En réalité la complexité des parcours transformait la consultation d'annonce en un « dispositif d'annonce » pour répondre aux sollicitations ultérieures du patient.

Le succès de l'appel d'offre permit d'identifier 52 équipes cancérologiques privées ou publiques qui reçurent une dotation pour cette expérimentation. Les délais furent tenus et la diversité des propositions aboutit à une synthèse : la mesure 40 du plan cancer. Elle a bien répondu aux attentes des malades avec des points de passage précis :

- Le cancérologue comme le patient sont assis et le temps disponible est plus long. Selon sa volonté, le consultant peut être accompagné par un proche, qui lui permet de raviver sa mémoire parfois défaillante par sidération émotionnelle. L'identification d'une souffrance du proche permet parfois de lui apporter une réponse.
- Le médecin n'est plus seul, une infirmière formée à l'annonce peut reprendre certaines explications et donner

ensuite des informations précises sur l'organisation de la prise en charge. L'infirmière est une précieuse source d'information et de soutien relationnel.

- La prise en charge est globale avec la proposition d'un entretien immédiat ou différé avec un psychologue et une assistante sociale.
- Le médecin traitant doit être informé dans le délai court que permet l'information moderne. Il faut réduire l'éventualité que le premier informateur du médecin traitant soit le malade lui-même. Savoir que le médecin traitant est tenu informé est sécurisant pour le patient.

Quelles conclusions peut-on tirer du résultat ? Nous n'avons pas voulu uniformiser mais harmoniser une pratique en offrant des repères pour les deux partenaires du message, le soignant et le soigné. Tant de choses participent à une information vraiment relationnelle. L'entente entre un patient et son équipe soignante va être modulée pendant tout le parcours. Il était important que l'on établisse dès l'entrée dans le soin, une relation de confiance et de respect pour la personne soignée. Les malades auraient mérité d'être davantage impliqués dans le suivi et l'évaluation de la consultation d'annonce. Trop d'enquêtes obtiennent des réponses basées sur des questionnaires remplis par l'hôpital lui-même. Il serait préférable de procéder à des vérifications sur place. Beaucoup de cancérologues et d'infirmières ont répondu présents ; ils n'auraient pas été surpris d'une évaluation plus sérieuse.

Les deuxième et troisième États généraux

Les États généraux des malades organisés par la Ligue n'ont pas vocation à être pérennisés comme des rencontres répétitives. Il faut qu'il y ait une motivation particulière. Pour les premiers États généraux en 1998 ils ont été le signal d'alerte donné par les patients aux soignants et à la société. Pour les deuxièmes en l'an 2000 c'était un engagement que nous avions pris de faire un point d'étape avec le ministre de la Santé. Un défi sécurisant pour les malades car la Ligue n'avait pas libéré leur parole et l'expression de leurs besoins pour ne pas suivre des actions qui en découleraient. Les deuxièmes États généraux se sont déroulés en présence de Mme Dominique Gillot, ministre de la Santé. Elle avait établi un plan d'action contre le cancer bien structuré mais elle n'avait pu obtenir des ressources pour sa mise en œuvre à la hauteur des enjeux. La Ligue a pu exposer ses réalisations et celles du réseau des malades. Le fait important était le rapprochement des soignants et des soignés pour des actions concertées. Dominique Maraninchi avait construit à la Ligue avec le docteur Françoise May-Levin un comité des patients pour la recherche clinique. C'était bien différent de l'accueil d'un malade dans un comité d'éthique. Il s'agissait d'un groupe de patients volontaires pour finaliser avec les cancérologues l'exposé des motifs et les formulaires d'information dans les protocoles de recherche clinique. L'efficacité de cette coopération dépassa nos attentes. Ces malades travaillaient pour les malades à venir en validant le bien-fondé des essais thérapeutiques. Thierry Philip avait concrétisé la mise à disposition des patients d'une version grand public des standards de traitement destinés aux cancérologues. Ce n'était pas une simple vulgarisation des textes mais des brochures entièrement réécrites au cours de relectures entre soignants et soignés. Un moment fort des deuxièmes États généraux fut la présentation sur scène par une patiente et un cancérologue de l'un des ouvrages d'information construits à parité.

Les troisièmes États généraux amenèrent la synthèse des travaux de la Ligue dans le Plan Cancer. Celui-ci était commencé depuis deux ans. Il provoquait un foisonnement de conférences et de réunions publiques. Nous ne pouvions pas perdre notre identité après avoir initié la prise de parole des malades. Le président Chirac avait parlé d'un « chantier cancer ». Notre place était d'être sur le chantier et de participer aux travaux qui devaient être visibles d'un point de vue social et médical. Nous avons édité le visuel « Tout le monde sur le pont !». Nous voulions activer les réalisations car depuis 1998 les malades avaient souhaité une consultation spécifique pour l'annonce et elle n'était pas encore totalement identifiée. Nous avons innové sur des points importants. Nous voulions que les proches des malades puissent faire valoir leur besoin d'informations et de soutien pour mieux

aider les patients. Le malade est le seul à désigner les personnes avec lesquelles il souhaite voir partager l'information qu'il reçoit. Nous voulions que les décrets d'application de la loi de 2003 sur le « congé de solidarité familiale » ne soient plus retardés.
L'autre initiative prise par la Ligue fût d'inviter à participer les associations de soutien des malades qui devenaient plus nombreuses. Le besoin légitime de ne pas être isolé est d'autant plus fort que la maladie est rare. Les séquelles amenées par la maladie ou par son traitement amènent à des regroupements ou s'exprime la solidarité. Les associations des colostomisés, de laryngectomisés ont contribué à réduire ou à mieux accepter les mutilations. Vingt-quatre associations ont été présentes aux États généraux du 28 octobre 2004 contribuant à l'animation des séances et présentant leurs réalisations sur des stands spécifiques. Parmi ces associations l'UNAPECLE (Association des Parents d'Enfants atteints de Cancer ou de Leucémie) avait formulé avec la Ligue des propositions concrètes : soutenir des programmes de recherche spécifique de dimension européenne, conforter le nombre de psychologues pour les enfants et les parents dans les unités de soins, ouvrir plus largement les services aux associations, considérer l'intégration scolaire comme prioritaire. Cette solidarité inter associative nous a amené des témoignages émouvants. Comme celui de la présidente de l'association des cancers coliques familiaux remerciant la Ligue en ces termes « *En donnant la parole aux malades vous leur avez redonné la fierté. Ils ont un autre regard...C'est magique* ».
La venue du président Chirac qui resta sur le site du Parc Floral pendant 90 minutes fut très applaudie. Dans son discours les 3 500 malades, proches, ligueurs des comités retrouvaient les problèmes de tous les jours. « *Prévoir un accompagnement psychologique dès le choc de l'annonce vaut naturellement aussi pour l'accompagnement des proches. Pour que les proches prennent bien soin du malade il faut que l'on prenne bien soin d'eux. Cent postes de psychologues ont été créés cette année, l'effort sera poursuivi... Pouvoir acheter une perruque, avoir accès à des prothèses, ce n'est pas du luxe, ce n'est pas du confort. C'est une exigence de respect et d'humanité. Ces dispositifs esthétiques sont souvent trop onéreux...*

...lors de vos premières États généraux, vous avez rappelé avec un mélange de sévérité et de compréhension, les maladresses de l'entourage personnel et professionnel, l'isolement et l'exclusion qui vous guettent, l'énergie gaspillée à surmonter les difficultés quand vaincre le cancer exigerait une mobilisation totale ». La parole présidentielle est restée très proche du terrain et des actions concrètes jusqu'à citer une initiative de la Ligue... en Corrèze ! Ce comité avait organisé la prise en charge de quelques heures d'aide-ménagère dès le lendemain de la sortie de l'hôpital avant que les soutiens sociaux habituels ne soient mis en place. Quelques comités avaient déjà repris cette action. À l'inverse du travail scolaire dans la Fédération Ligue il est recommandé de copier les bons élèves. À l'exception de la Recherche fondamentale toutes les grandes actions du Plan Cancer ont fait l'objet de débats lors de ces États généraux soit en séance plénière avec un animateur remarquable, le journaliste Rachid Arhab, soit dans des séances spécialisées qui rassemblaient jusqu'à 500 personnes. Nous étions exactement à la moitié du mandat présidentiel. Il nous restait deux ans et demi pour aller encore de l'avant dans les réalisations. Le Plan Cancer n'était pas un sprint mais un marathon et la Ligue était déterminée à tenir la distance. Ces troisièmes états généraux ont été la manifestation la plus importante que j'ai connue pour les malades. L'accueil de 3 500 personnes sur une journée entière a permis des moments d'une très haute émotion. Christophe Leroux et sa valeureuse équipe de communication et d'organisation ont réussi le défi de coordonner les demandes des services de l'Élysée, celles des médias et des 24 associations présentes.

Jacques Chirac : une passion pour la lutte contre le cancer[17]

« Je voudrais marquer ce quinquennat par trois chantiers qui ne sont pas de pierre et qui concernent les hommes et les femmes de cœur » (discours du 14 juillet 2002).

Les États généraux des malades atteints de cancer, organisés par la Ligue en 1998 ont été à la base du Chantier Cancer de Jacques

[17] Tribune parue dans le Quotidien du Médecin n°9778 octobre 2019

Chirac. La Ligue et ses comités départementaux fortement implantés sur le terrain avaient accumulé des projets et des innovations, véritables pierres du chantier à venir. Ces matériaux robustes étaient créés avec un réseau de malades extraordinairement motivés, dont les femmes atteintes d'un cancer du sein, constituaient le fer de lance.

J'étais présent à l'Élysée en mars 2003 lors du discours inaugural du Plan cancer annoncé après sa réélection. Au milieu du discours, j'entendis la phrase « *Tout cela ne pourra être réalisé sans l'apport du mouvement associatif dont je salue ici les principaux responsables et notamment le président de la Ligue ».* Cela fût remarqué. Je dus commenter cette singularité de citation. Le président voulait que le Plan cancer, mieux dénommé Chantier Cancer, concerne les citoyens et leurs associations. À défaut de les citer toutes, il avait cité la plus importante : La Ligue avec ses 700 000 adhérents en 2004. Pourquoi un chantier ? Le terme de chantier est plus populaire, plus mobilisateur, plus responsable également car l'avancement est contrôlable. Quand il s'agit d'un chantier de construction il suffit de passer dans la rue pour se convaincre qu'il avance. Mettre une action au niveau présidentiel sécurise les arbitrages budgétaires interministériels. Les fondamentaux de la lutte contre le cancer sont connus dans tous les pays du monde : prévenir, dépister, soigner, chercher, soutenir, mais il faut mettre tout cela en cohérence et en harmonie au bénéfice des personnes soignées.

On m'a demandé sur quoi reposait la motivation du président. Question sans objet pour une maladie qui touchera un français sur deux. Aujourd'hui on guérit un patient sur deux en espérant bientôt deux sur trois. Jacques Chirac voulait laisser une trace et les chantiers choisis étaient profondément populaires : le cancer, le handicap et la mortalité routière.

En octobre 2003 est survenu l'événement majeur de mon engagement à ses côtés. Le secrétaire général de l'Élysée, Frédéric Salat-Baroux, m'informa que le président Chirac allait me recevoir en audience en tant que président de la Ligue. J'interrogeais l'agenda de la Présidence accessible à tous les citoyens sur internet, et je découvrais que 4 entretiens étaient affichés entre le mercredi 29 octobre et le jeudi 30. Mon rendez-vous s'intercalait entre ceux de : M. François Hollande premier secrétaire du parti socialiste, M. Alain Juppé président de l'Union pour un mouvement populaire et M. Shimon Péres alors chef de l'opposition travailliste en Israël. Cela témoignait de l'importance que le président attachait aux travaux de la Ligue. Je demandais à Frédéric Salat-Baroux quels documents je devais préparer pour l'entretien. La réponse fut claire « *Le président veut s'entretenir avec vous des besoins ressentis par les malades et des meilleurs moyens de les satisfaire. Il ne s'agit pas de présenter un rapport mais préparez-vous à des échanges approfondis.* »

L'entretien commença à 9 h dans le grand bureau présidentiel Marie-Claire Carrère-Gée, conseillère du domaine social, était présente. J'expliquai pourquoi le chantier cancer devait concerner l'ensemble des citoyens. Les comportements individuels favorables à la prévention des cancers et à la réussite des programmes de dépistage en cours de déploiement demandaient une très large participation de la population. La norme internationale fixe à 60 % au minimum l'adhésion à un programme de dépistage pour son efficacité en termes de santé publique. Avec plusieurs membres de la famille préoccupés par la maladie d'un proche le cancer est un problème social. Pour changer significativement la situation il fallait au moins deux grandes actions :

- Améliorer la vie quotidienne des personnes soignées et de leur famille en apportant de l'attention, de l'information, du bien-être et pas uniquement du traitement. De même après les soins il fallait améliorer le retour à la vie quotidienne notamment vis-à-vis de 2 composantes majeures de la citoyenneté, l'accès au travail et l'accès à l'emprunt pour acquérir un bien.
- Le deuxième postulat, aussi important, était d'assurer l'égalité d'accès pour tous à des soins de qualité dans des lieux qui seraient identifiés par des critères solides et contrôlables. Les Agences rendraient publics les noms des hôpitaux et cliniques autorisés à traiter avec une prise en

charge optimale. L'égalité d'accès aux soins a pour corollaire l'égalité de qualité de soins. Cela pouvait être réalisé d'ici la fin du chantier.

Au cours de cette conversation, je constatai la grande attention du président et surtout une forte volonté que le chantier produise des résultats significatifs. Il me demanda de lui signaler si des difficultés survenaient. J'avais gardé une question que j'hésitai à poser mais il me précéda : « *Pensez-vous que le futur Institut du Cancer puisse faire appel à la générosité publique ?*». Je répondis que l'Institut National du Cancer devait être assimilé à une Agence dépendant des deux ministères Santé et Recherche et qu'il devait recevoir une dotation publique à la hauteur de l'importance de ses missions. Le président approuva sans commentaire. L'entretien se termina par l'acceptation de venir honorer de sa présence les 3e États généraux des malades et des proches prévus pour 2004.

Comment juger de l'impact du Plan Cancer ? La Cour des comptes qui ne travaille pas dans la dentelle du Puy, a fait un constat très positif sur le Chantier : un tiers du programme réalisé, un tiers mis en route et un tiers à venir. Quel compliment ! Tout cela en cinq années seulement ! Parmi toutes les actions produites dans le Chantier Cancer, on peut en distinguer 6 émergentes, toutes réalisées et consolidées par décrets avant la fin du quinquennat.

La consultation d'annonce, mesure emblématique qui répondait aux doléances des États généraux de 1998.

La démarche d'autorisation qui valide les établissements habilités à traiter les personnes atteintes de cancer.

L'interdiction de fumer dans les lieux publics.

L'extension du dépistage du cancer du sein à tous les départements.

Un meilleur accès à l'assurance pour réduire l'exclusion sociale induite par la maladie.

La création de l'Institut National du Cancer.

Soyons reconnaissants à Jacques Chirac à la fois maître d'ouvrage et maître d'œuvre de son chantier présidentiel. Il était en proximité totale avec la population et il était humain. Il transmettait autour de lui une énergie qui vous pousse à le suivre dans l'action.

La recherche contre le cancer une mission essentielle de la Ligue

Soutenir la recherche est la première motivation d'un donateur. Grâce à ses donateurs la ligue est la première des associations caritatives soutenant la recherche en cancérologie. Des trois missions sociales de la ligue la recherche est majoritaire pour l'affectation des ressources financières, ce qui correspond bien à la volonté des donateurs. Pendant la durée de mon mandat à la ligue nationale deux chercheurs ont été responsables de cette mission, Gilbert Lenoir puis Jacqueline Godet. Ils ont ensuite accédé à la présidence de la ligue. Ils ont fait évoluer la recherche en définissant des axes forts : allocations pour les jeunes chercheurs en formation, soutien pendant plusieurs années d'équipes de recherche labellisées par la ligue, programme de génomique carte d'identité des tumeurs.
La grande diversité de la recherche est couverte par la ligue : recherche fondamentale, recherche clinique, recherche sur les causes, recherche en sciences humaines et sociales, recherche sur les cancers de l'enfant. Chaque année un document remarquable et très pédagogique, validé par l'Assemblée générale est proposé à la connaissance des donateurs et de tous les citoyens sur Internet. Il est d'un accès facile (Ligue contre le cancer rapport de la recherche). Ce document expose clairement les soutiens aux projets de recherche et les avancées qu'ils ont contribué à obtenir. Certains chercheurs de haut niveau nous rappellent lors des expertises qu'ils ont été jeunes chercheurs doctorants, soutenus par la ligue.
Chacun sait bien que la solution finale contre le cancer, qu'elle soit lentement progressive ou par un mécanisme de saut d'obstacle majeur, sera obtenue par la recherche.

La Ligue fait paraître la plus grande étude sur la survie après cancer en France

En février 2007 la Ligue a réuni son engagement pour les malades et son soutien à la recherche en finançant à hauteur de 1 700 000 euros la plus grande étude parue jusque-là en France sur la survie après cancer. Les circonstances étaient favorables car l'opinion publique et les assureurs doutaient que les progrès soient réels. Le travail d'enregistrement des données par les Registres du cancer avait atteint l'exhaustivité nécessaire à la rigueur scientifique. Les travaux de base avaient été financés par les pouvoirs publics. Il fallait maintenant aller plus loin en exploitant les données recueillies, par des techniques biostatistiques. Dans le passé la Ligue avait soutenu l'émergence de certains Registres départementaux, elle ne devait plus en assurer le fonctionnement mais elle pouvait soutenir une recherche épidémiologique sur les données enregistrées. Ce fut réalisé par une convention avec le réseau Francim des Registres départementaux et le service de biostatistique des Hospices Civils de Lyon. Les données de survie des 14 départements ont été rassemblées en tenant compte des variations démographiques interdépartementales. La recherche concernait le devenir de 205 600 malades traités pour cancer entre 1989 et 1997. Elle commença en 2001 et se termina en février 2007 par la parution d'un ouvrage de 406 pages, une vraie mine d'or épidémiologique. Les résultats sont exprimés en « survie relative » à 5 ans, cette modalité décompte les décès pour d'autres causes que le cancer traité. Le constat principal était le suivant : la France venait de dépasser le seuil de 50 % de survie à 5 ans : 63 % pour les femmes, 44 % pour les hommes et 52 % au total. Les cohortes observées, 42 000 cancers du sein, 27 000 cancers du poumon, étaient suffisantes pour se prêter à des analyses plus fines à l'intérieur des localisations en fonction du stade de la tumeur lors du diagnostic. Une tumeur moins fréquente comme le cancer du testicule comportait un effectif de 1 500 cas.

Un fait très significatif apparut. En découpant la période observée en 3 tranches : 1989-1991, 1992-1994 et 1995-1997, on constatait une amélioration de 4 % entre le premier tiers et le dernier tiers. Or nous étions déjà dix ans plus loin en 2007 et l'on pouvait espérer que la progression du taux de survie se soit maintenue voire accélérée. Cela montrait bien que les malades d'aujourd'hui sont pénalisés pour l'assurance quand on interprète pour eux les résultats du passé. La disparité de la survie en fonction de la localisation confirmait trois grands groupes : survie supérieure à 66 % pour les cancers du sein, de la prostate, de la thyroïde, de l'utérus, survie entre 66 % et 33 % pour les cancers du côlon et du rectum, survie inférieure à 33 % pour les cancers du poumon, du foie, de l'œsophage et du pancréas.

En comparant ces résultats à ceux du Registre européen Eurocare on voyait la France sur la deuxième marche du podium pour la qualité des résultats après la Suède. La fiabilité du recueil des données était meilleure que celle du registre européen dont l'élargissement du périmètre se fait aux dépens de l'homogénéité. Cet ouvrage paru en 2007 chez Springer Verlag, est un point de repère essentiel de la cancérologie de la dernière décennie du XXe siècle. C'est un socle pour des comparaisons avec les résultats à venir concernant la réduction des stades au diagnostic par le dépistage et les progrès dans le traitement.
Sans renoncer à leur travail de base, l'enregistrement des nouveaux cas et le suivi des résultats, les médecins des Registres ont fait une entrée remarquée dans le champ sociétal. En cernant la vérité scientifique sur la survie ils ont contribué à améliorer l'avenir social des personnes traitées pour cancer. La Ligue, quant à elle, a été novatrice car le travail qu'elle a suscité et soutenu doit revenir légitimement à un financement public. C'est fait maintenant depuis la naissance de l'Institut National du Cancer.

Contracter un emprunt après un cancer

Dans ce domaine la Ligue a toujours été présente auprès des malades. Elle y a consacré des moyens et de l'énergie. L'augmentation du nombre des guérisons allait rendre cette difficulté de plus en plus apparente. *« On me déclare guéri mais je comprends bien que je ne le suis pas vraiment »*. Une

convention avait déjà été signée entre associations, banques et assurances. Elle portait le nom de Jean-Michel Belorgey qui avait conduit les négociations en tant que conseiller d'État. Elle se heurtait à deux difficultés majeures, elle n'était pas toujours proposée par les banques et les surprimes étaient lourdes. Elle avait suivi la tenue des États généraux de 1998 mais il fallait la faire évoluer. La Ligue reprenait cette action dans le Plan Cancer et avait installé un numéro vert d'écoute téléphonique 0800 940 939, toujours en service. Les travaux ont abouti à un nouveau texte conventionnel que j'ai co-signé en juillet 2006 avec l'association AIDES, les banques, les assurances en présence des ministres de la Santé et du Budget. Cette convention AERAS (s'assurer et emprunter avec un risque aggravé de santé) apportait des améliorations notables. La hauteur de l'emprunt était portée à 320 000 euros, les surprimes étaient réduites et une garantie invalidité était ajoutée. Confirmant l'engagement pris par le président Chirac l'Assemblée nationale vota un texte législatif d'encadrement en janvier 2007.
L'action de la Ligue s'est poursuivie pendant les 2e et 3e Plans Cancer pour aboutir en 2015 à un avenant instaurant un « droit à l'oubli ». Cette disposition permet de ne pas déclarer un antécédent de cancer si la demande de prêt est formulée 10 ans après le dernier geste thérapeutique sur le cancer. Pour les enfants et adolescents, traités avant 18 ans, la maladie peut être occultée dans les formulaires 5 ans après le dernier traitement. De telles avancées pour les malades ont été rendues possibles par la solidarité convergente avec les autres associations permettant d'atténuer considérablement cette stigmatisation sociale.

Peut-on atteindre l'égalité d'accès à des soins de qualité dans notre pays ?

La qualité des soins n'est pas égalitaire dans notre pays La Ligue en 2003 a considéré dans une contribution aux travaux du plan cancer que l'accès pour tous à des soins de qualité devait être l'un des objectifs prioritaires. Des professionnels de santé et certains directeurs d'hôpitaux contestent parfois les classements chiffrés des établissements de soins, publiés par la presse grand public.

Ne serait-il pas envisageable que de tels classements soient également réalisés par les pouvoirs publics et les professionnels eux-mêmes ? On se rapproche de cet objectif avec la procédure d'accréditation mais celle-ci est encore trop générale. Elle évalue davantage le fonctionnement global de l'établissement que l'excellence de la prise en charge de telle ou telle pathologie.
La Ligue a soutenu des études de cohortes montrant que le recours aux standards thérapeutiques n'était pas constant. Certains malades sont sur-traités et d'autres sous-traités par rapport aux traitements de référence. Cela ne procède pas de la négligence mais du fait que certaines « convictions thérapeutiques personnelles » sont préférées aux données scientifiques établies avec des niveaux de preuve convaincants.
L'engagement de la Ligue en faveur de l'égalité des soins de qualité date des années 1995 quand la Ligue a soutenu avec le Ministère de la Santé la réalisation et la diffusion des standards de traitement en Cancérologie. Il s'agissait d'une action de la Fédération nationale des centres de lutte contre le cancer avec la nécessaire et intelligente participation des autres structures de soins publiques ou privées. J'ai écrit la préface de la première édition de Clinical evidence in Oncologie Édition française. BMJ 2004. Elle permettait aux cancérologues français de bénéficier d'un accès direct aux standards de la pratique cancérologique anglo-saxonne.
Que certains malades fragilisés par des pathologies cardiaques ou rénales ne s'inquiètent pas de voir s'appliquer pour eux des traitements standards. Les cancérologues n'oublient pas leurs responsabilités d'avoir à réfléchir pour chaque personne à la transposition des recommandations dans la pratique quotidienne, en tenant compte des morbidités associées antérieures à la survenue d'un cancer.
En 2007, vice-président de l'Institut du Cancer, j'ai participé avec les trois grandes fédérations de cancérologie publique, privée et privée à but non lucratif à l'élaboration des critères dits d'Autorisation pour traiter un cancer. Ce fut un beau travail collectif traduit par un décret d'application avant la clôture du Plan Cancer.
Les pouvoirs publics prennent de bonnes décisions mais ne se donnent pas toujours les moyens de vérifier leur application

effective. Les publications annuelles des Indicateurs de Qualité et de Sécurité des Soins « IQSS » n'ont pas la diffusion dans le public que mérite leur accessibilité sur internet. Un nouvel indicateur est actuellement coordonné par le Ministère et la Haute Autorité en Santé, celui de l'indice de satisfaction des patients. La méthodologie de cette expérimentation, également disponible, parait solide. Les résultats seront-ils à la hauteur des attentes ? Ce critère, e-satis, serait consultable par tous à partir de l'année 2021. La transparence progresse et le concours des associations de patients devrait intervenir plus souvent comme stimulant.

L'égalité des soins passe par la qualité de soins et par la qualité ressentie par le patient. Cette démarche doit s'appuyer sur 3 groupes de critères :

- La pertinence du soin par rapport aux traitements recommandés et actualisés avec des niveaux de preuves.
- Le fonctionnement de l'hôpital dans lequel le soin est donné objectivé par des critères de qualité dont l'application est vérifiée.
- L'indice de satisfaction des patients. Il ne dépend pas seulement de la compétence des équipes de soin mais également de leur capacité à travailler en synergie sur tous les gestes accompagnant le noyau dur des traitements. Il y a peu de traitements du cancer qui soient simples. Une part importante du vécu est créée par des paroles, des attentions, des attitudes dans le séjour hospitalier. L'indice de satisfaction doit accompagner les critères de qualité. Quand il est isolé il n'est pas suffisant car certains thérapeutes peuvent obtenir la confiance des malades sans pour autant assurer des traitements de qualité.

La qualité du parcours de soin est aussi importante que la qualité du soin. Il est devenu habituel que le séjour hospitalier soit bref, tant pour la chirurgie ambulatoire que pour les cures de chimiothérapie. Une importance majeure doit être portée au parcours du malade fait d'itinéraires entre l'hôpital, la médecine de ville et le domicile. Plus les systèmes sont complexes plus ils demandent que les personnes soient considérées dans le respect de leur vie quotidienne. Certains parcours de soins sont cités en exemple comme celui des personnes traitées pour un cancer du sein dans le réseau Onco-Lorraine[18]. Il devrait y avoir une émulation dans les schémas d'organisation régionale de la cancérologie avec des réseaux véritablement centrés sur le malade. Dans ce domaine le progrès est réel mais il n'est pas toujours suffisant. Cette démarche pourrait bénéficier d'innovations avec le soutien de la Ligue.

Le groupe éthique et cancer de La Ligue

En 2003 sous l'impulsion de Françoise May-Levin, la Ligue a développé une action à forte valeur médicale et sociétale : un groupe de réflexion sur l'éthique en cancérologie. Françoise, après sa retraite de cancérologue spécialiste du cancer du sein, s'était engagée dans le bénévolat. Elle organisait au siège de la Ligue des groupes de paroles de patients et de proches des patients. Beaucoup de questions émergeaient de ces moments d'émotion partagée. La souffrance ne facilite pas les réponses aux interrogations qu'elle provoque. Il fallait prendre de la distance devant des situations fréquentes non résolues par la loi ou la déontologie : *« Comment aider une famille sans trahir le secret professionnel ? Que dire à la famille quand tous les traitements ont échoué ? Quand doit-on informer un patient pour qu'il donne des directives anticipées ? ».* Axel Kahn fut sollicité alors qu'il était membre du Comité consultatif national d'éthique. Son action fut de construire avec Françoise May-Levin puis de présider un groupe de réflexion éthique d'une trentaine de personnes venues de professions et d'horizons différents. Ce groupe hébergé à la Ligue était totalement indépendant et donnait des avis, pas des directives, à ceux qui sollicitaient son avis et qui gardaient la responsabilité des décisions qu'ils auraient à prendre.

Cette réalisation opérationnelle d'emblée est devenue le Comité Ethique et Cancer pendant la présidence de Francis Larra. Il fut installé de façon officielle en 2008 par Roselyne Bachelot, ministre de la santé. Cette action demeure une réponse très

---

[18] Réseau Onco- Lorraine Nancy Dr Anne Lesur

appropriée au besoin des malades de recueillir des informations loyales sur leur état de santé et aux besoins des soignants d'avoir des avis dans des situations parfois difficiles.

La solidarité entre les malades... de Babylone à nos jours

J'emprunte à Jacques Lacarrière[19] une forme originale de solidarité entre anciens malades et malades. « *D'après Hérodote il n'y avait pas de médecin à Babylone. On porte les malades sur la place publique. Les passants s'approchent, parlent avec les malades Ils leur donnent des conseils s'ils ont déjà eu la même maladie ou bien si un de leurs amis l'a eue. Ils disent les remèdes et les moyens grâce auxquels ils ont guéri. Passer près d'un malade sans l'interroger et lui demander ce dont il souffre est absolument interdit* ».

La Ligue a contribué à développer les groupes de parole de malades et les groupes de parole de proches de malades. Ce besoin paraît moins ressenti aujourd'hui avec les espaces Ligue pour les soins de support. La solidarité entre malades produit une sorte de sécurisation collective et de cheminement en cordée. « *Un soutien fondamental est celui des autres malades... la parole ici se fait libre, sans honte, on habite le même pays... on connaît les mêmes routes... on parle le même langage, les frontières ce sont les autres qui les créent. Ici elles n'existent plus et c'est libératoire.* »[20]

Un titre honorifique mérité par la Ligue

En décembre 2003 le journal « le Parisien-Aujourd'hui en France » fit une rétrospective de l'année écoulée et identifia une quinzaine de personnes dont l'action avait été remarquée. Ces choix sont forcément subjectifs. La journaliste Corinne Thébault

---

[19] Jacques Lacarrière En cheminant avec Hérodote ». Édition Seghers 1982

[20] Entendu lors des premiers États généraux et provenant d'une consœur médecin, elle-même sous traitement.

rédigea un texte justifiant son choix de me désigner comme la « personnalité médicale remarquée » en 2003. Il est clair que ce sont les actions menées avec la Ligue qui étaient reconnues Je n'ai pas fait un seul acte médical cette année-là mais seulement de la cancérologie sociale, pour une meilleure prise en charge globale des personnes soignées. Le Plan cancer avait contribué à m'identifier, étant l'un des 6 membres de la Commission d'Orientation du Plan dans laquelle je représentais la Ligue. Je ne sais pas si j'ai fait connaître la Ligue mais la Ligue m'a fait connaître.

La Ligue et la prévention des cancers

La Ligue a été fondée au temps où la prévention s'appelait prophylaxie.
Cette démarche médicale était surtout dirigée contre les maladies infectieuses. Quand le cancer est apparu comme le fléau du XXe siècle après la Première Guerre mondiale aucune démarche de type préventif ne s'imposait faute d'avoir identifié des facteurs de risques très précis. La ligue a développé des actions de communication portant le nom vieillot de propagande et que l'on qualifierait maintenant de plaidoyers. Puisque le fléau n'est pas encore évitable tâchons au moins de le reconnaître dès les premiers signes. Ce fut la base de la communication de la Ligue : ne pas retarder le diagnostic médical quand apparaissent une « boule", un saignement, une toux persistante... L'affiche sur les 7 signes d'appel est restée historique. Il s'agissait d'un diagnostic plus précoce mais pas d'une action de prévention. Les actions de la ligue dans cette période méritent considération car en sensibilisant l'opinion publique au cancer elle a contribué à la naissance de Centres Anticancéreux dotés des deux traitements existants alors la chirurgie et la radiothérapie. Elle a également contribué à créer la première structure de prise en charge des malades à domicile, toujours un exercice, Santé Service. Aujourd'hui trois attitudes médicales distinctes mais complémentaires sont déployées en amont du cancer : le dépistage, la prévention, et la prédiction. La ligue participe à ces efforts.

Dépister un cancer c'est le découvrir avant l'apparition des premiers signes cliniques. Ce n'est pas l'éviter mais c'est éviter les formes plus graves de la maladie. L'OMS qualifie le dépistage de "prévention secondaire ». Les décès sont réduits par l'anticipation d'une ou deux années sur le diagnostic clinique. La Ligue a joué un rôle majeur dans l'installation du programme national de dépistage du cancer du sein. Beaucoup de comités de la Ligue ont soutenu financièrement les premières années d'installation des équipes départementales dédiées au dépistage. Le comité des Hautes-Alpes s'était vu confier la gestion totale de la structure de dépistage. Dans le Plan Cancer la ligue a pesé fortement pour l'extension rapide du dépistage à la France entière. L'engagement de la Ligue lui a valu de recevoir une subvention spécifique de l'Assurance-maladie dans un partenariat pour l'extension du dépistage. Cela nous a permis de couvrir le territoire avec des affiches et des documents incitant à la participation. La présence gracieuse et souriante de Marlène Jobert a été particulièrement appréciée. En deux années seulement le programme a concerné 56 départements et non plus 27. Cette convention avec l'État et l'Assurance-Maladie a confirmé dans l'opinion publique la crédibilité de La Ligue.
La prévention par l'évitement des facteurs de risques n'est intervenue que dans la deuxième moitié du XXe siècle. La date clé est 1951 avec la grande étude concernant 40.000 médecins anglais, fumeurs ou non. Cinq ans plus tard Richard Doll démontrait que le tabac est un facteur de risque majeur du cancer du poumon. Cinquante ans plus tard l'étude montrait que le tabagisme raccourcit l'espérance de vie de 5 à 10 ans. En 2003 la Ligue a organisé un colloque avec Richard Peto d'Oxford. Doll et Peto sont deux grands statisticiens. Ils avaient calculé que ce jour de février ils totalisaient très exactement 150 ans à eux deux comme un jour d'anniversaire à partager ! Richard Peto nous a dit que le déclin du tabagisme était inéluctable dans les pays industrialisés.
Dans le Plan Cancer la ligue a prouvé son efficacité dans les actions de plaidoyer en mobilisant plus de 300 000 signatures pour l'interdiction de fumer dans les lieux publics. Elle a contribué à la parution du décret Bertrand en février 2007 à deux mois d'une élection présidentielle. Le Plan cancer et la pression

exercée ont été plus forts que la crainte de mécontenter quelques électeurs. Je suis convaincu que la Ligue va demeurer vigilante. Le fait d'avoir conforté la loi Evin de 1981 par un simple décret démontre que l'on pourrait également l'affaiblir par un autre décret. La Ligue a consacré à juste titre des ressources financières et du militantisme à lutter contre le tabac et l'alcoolisme. Son rôle est rendu encore plus nécessaire par le tabagisme des jeunes associés souvent à des alcoolisations aiguës, dites festives (?). Tristes fêtes du samedi soir qui endeuillent parfois une famille un dimanche matin à l'aube.

Quand je suis arrivé à la présidence de la Ligue en 1998 j'ai constaté que la prévention était bien déployée avec un comité présidé par Maurice Tubiana administrateur national. Les messages étaient surtout de type défensif : ne fumez pas, modérez votre consommation d'alcool... et votre exposition au soleil. Des études commençaient à s'accumuler pour une prévention moins contraignante, reposant sur un trépied ; contrôle du poids, activité physique, consommation régulière de fruits et légumes. C'était relativement nouveau et non contradictoire avec les messages précédents toujours pertinents. Nous avons activé une communication dans ce domaine en réalisant un calendrier annuel pour la consommation de fruits et légumes qui a été diffusé jusqu'à 350 000 exemplaires par an. Nous avons aidé à faire inscrire la consommation de fruits et légumes dans le Programme national Nutrition-Santé (PNNS 2000). Notre partenariat avec APRIFEL (Agence Pour la Recherche et l'Information en Fruits et Légumes frais) a été équilibré et cordial. Nous étions actifs sur l'opération » Méridienne Verte » et » l'incroyable pique-nique » du 14 juillet 2000[21]. Cet engagement procédait peut-être de mon origine paysanne. Il a valu à la Ligue un prix d'honneur que j'ai reçu au salon de l'agriculture 2003. Nous avons toujours cherché à

[21] Le méridien de Paris est l'axe vertical Dunkerque Paris Bourges Carcassonne L'opération Méridienne Verte consistait à planter des arbres sur cette ligne avec un grand pique-nique républicain le 14 juillet 2000 auquel La Ligue a participé. Le logo de La Ligue figurait sur une grande nappe tendue virtuellement entre Dunkerque et la frontière espagnole mais… largement fragmentée.

obtenir un bénéfice global pour la santé plutôt qu'une action anticancéreuse spécifique sur telle localisation. Nous avons évité les messages fragmentés : les tomates pour le lycopène... les brocolis pour les sulforaphanes... Le message était simple, variez votre consommation en fonction des productions saisonnières. C'est la richesse et la diversité des micronutriments qui impactent favorablement la santé et pas uniquement telle molécule. J'ai convaincu APRIFEL d'abandonner une campagne basée sur « les DIX » en ajoutant des branches de céleri, des olives, de l'ail... et de revenir « aux CINQ »... 3 fruits et 2 légumes, ou l'inverse. J'ai vécu une journée symbolique sur la place de la mairie de Marmande en recevant l'insigne de chevalier de l'Ordre de la tomate. C'est de Marmande qu'était parti mon aïeul Pierre-Léonard Pujol, compagnon du Tour de France, pour s'installer à Florensac dans les années 1760.

On me questionnait souvent sur l'alimentation bio. Je précisais que les 80 études regroupées dans le travail de Elio Riboli[22] concernaient des aliments issus du commerce ordinaire et témoignaient déjà d'un bénéfice important. L'alimentation bio pouvait peut-être majorer ce bénéfice sur les études à venir qui seraient attendues avec intérêt. On nous demandait également quelle était la position de la Ligue sur les supplémentations alimentaires. La Ligue soutient fortement la recherche mais elle n'est pas elle-même un organisme scientifique. Elle ne peut donc se prévaloir d'avoir une opinion différente de celle de la communauté scientifique. Il n'y a pas de preuve qu'une supplémentation en vitamines ou en micronutriments soit utile quand les besoins normaux sont assurés. Quand on isole les micronutriments les plus souvent identifiés comme bénéfiques et qu'on les prescrit isolément à forte dose on ne retrouve pas pour chacun d'eux le bénéfice d'une alimentation globalement riche en fruits et légumes. Qu'il s'agisse de caroténoïdes, de Vitamine C, de Vitamine E, d'acide folique, d'antioxydants, la supplémentation n'est pas efficace au point d'en faire une recommandation médicale.

---

[22] Alimentation et Cancer. Évolution des données scientifiques. Elio Riboli Tec et Doc Edit 1996

Grâce à nos messages sur l'alimentation, sur l'activité physique et sur le contrôle du poids nous sommes entrés dans la vie quotidienne de nos concitoyens en portant des messages favorables à la santé, à tonalité positive. Nous avons pu être présents dans les écoles, les familles et sur les marchés. En novembre 2005, 80 millions de pommes ont été vendues portant un sticker autocollant de la Ligue recommandant la consommation de fruits. C'est un des rôles de la Ligue de veiller à la préservation de la santé et de diffuser des messages scientifiquement validés et pédagogiques. À ce titre la diffusion plus large de l'étiquetage alimentaire Nutri-Score serait très souhaitable.
La médecine prédictive est arrivée en cancérologie. On est passé d'une présomption de cancer à travers une histoire familiale à une prédiction par la génomique. Au même titre que la police criminelle est passée du portrait-robot au test ADN. On estime que 6 % à 10 % des cancers pourraient être prédits selon les localisations. La prédiction exige une prise en charge très spécifique où peuvent intervenir l'ablation prophylactique ou bien un dépistage spécifique. Ces éventualités sont décrites dans le chapitre médecine prédictive.

Alimentation et cancer. Une tentative osée de simplification

Les années 80 Doll et Peto estiment que l'alimentation pourrait être responsable de 20 % des cancers. Les experts du programme « l'Europe contre le Cancer », dont je faisais partie, ont inscrit la consommation de fruits et légumes dans le Code européen contre le cancer.
Les années 90 Des travaux analytiques concernent chacun des micronutriments. Le lycopène de la tomate réduit la fréquence du cancer de la prostate. Les sulforaphanes du chou brocoli celle des cancers digestifs. Les pêches contiennent un très bon polyphénol, la lutéine. Le thé vert agit par des antioxydants et des molécules anti-angiogéniques. Les acides gras mono-insaturés de l'huile d'olive réduisent le risque de cancer du sein. Les bêta-caroténoïdes réduisent les cancers de la bouche et du poumon. Le

resvératrol du vin rouge retarderait l'usure des télomères[23] et prolonge de deux générations la vie du ver rond[24] (?) des laboratoires. L'acide ellagique de la grenade est anticancer et anti-âge : que rêver de mieux ?
Au 21e siècle. Le message devient « globaliste ». Il n'y a pas d'aliment spécifiquement « anti cancer » mais une alimentation équilibrée peut réduire de 20 % le nombre de cancers, ce qui est remarquable. Le bénéfice est acquis par fruits, légumes, céréales à grains entiers, légumineuses, huiles végétales, poissons. À éviter l'excès de sucres rapides, de sel, de graisses animales et l'excès de calories. Plus d'activité physique et moins de poids. Les recherches se poursuivent mais on voyage mieux avec un bagage à main.

Deux conférenciers en échec total

Un beau samedi de printemps, j'étais invité par le Comité de la ligue contre le cancer de l'Aude à tenir une conférence sur la lutte contre le tabagisme à Limoux avec mon collègue Pierre-François Combes, directeur du Centre de lutte contre le cancer de Toulouse. Malheureusement le jour était mal choisi, c'était celui de la fête de la blanquette de Limoux, vin pétillant bien connu. Il y avait beaucoup d'attractions et de stands de dégustation dans les rues. Quand nous arrivons dans la salle du cinéma « l'Élysée » nous constatons la catastrophe. Dans cette salle assez vaste, 4 hommes très bien vêtus d'ailleurs et paraissant très sérieux (ou assoupis). Sur la scène, rideau levé, nous étions 3 en surplomb, nous deux orateurs invités, et le président de la Ligue de l'Aude. Nous échangeons avec Combes. Je lui dis que je n'ai pas fait un détour de 150 km (je revenais de Perpignan) pour déclarer forfait. Nous décidons de parler chacun 15 minutes et avec la même conviction que s'il y avait 200 personnes dans la salle. L'assistance (?) nous écoute, sans le moindre signe qui eût pu

---

23 Travaux de David Sinclair (Harvard) consultables sur Nature On Line http//nature.com

24 Le vers rond est le caenorhabditis elegans très contributif pour la recherche génomique.

nous encourager. À la fin des exposés, suivis d'un long silence, l'un des quatre auditeurs se dresse lentement, se tenant avec sa main au siège de son fauteuil dans son dos : « *Messieurs les professeurs, vous avez dit des choses intéressantes mais vous avez oublié le risque le plus important pour le fumeur. On fume le soir au lit, on s'endort, on met le feu aux draps, la maison brûle et on meurt.* »

Nous avons totalement approuvé ce message sans autre commentaire. Nous étions pressés de quitter le lieu de notre déroute et de pouvoir nous congratuler d'avoir été stoïques devant l'échec.

Une salle de conférence trop petite

C'est à Marvejols en Lozère que j'ai pris ma revanche sur le fiasco de Limoux. J'étais invité à donner des informations grand public sur la lutte contre le cancer. La salle choisie avait été prêtée gracieusement. Quand j'arrivai il y avait une grande agitation. Je n'ai pas pu atteindre la salle de réunion située au premier étage car l'escalier était occupé, la salle ne contenant que 100 places. Il y avait un reflux vers le rez-de-chaussée. Les organisateurs me dirent qu'il n'y avait que deux solutions : la salle communale ou bien l'église. Après quelques recherches, on ne trouva qu'une clé, celle de l'église et le responsable de la paroisse donna son accord. On se dirigea, en cortège, en procession nocturne, mais sans flambeau vers l'église distante de 300 mètres. La nef a contenu facilement les 250 personnes présentes. Je n'avais pas de micro. J'avisais une chaire de prédicateur… mais non ce n'était pas possible ! Je pris place dans l'allée centrale et le son était bon avec une belle résonnance. J'étais impressionné de parler dans un lieu sanctifié pour la première fois de ma vie. Il y eut une séquence assez courte de questions-réponses à l'issue de la conférence qui garda un air de dignité. Probablement le lieu ne se prêtait pas à des questions banales ou à des controverses.

Il y a beaucoup d'aléas dans la réussite d'une réunion publique sur la santé. Pas seulement le sujet choisi ou l'orateur pressenti. Mais aussi le choix de l'heure, la concurrence d'un programme télévisé, le temps qu'il fait. Il faut s'attendre à tout. J'ai gardé un souvenir ému d'un débat sur la prévention à Rodilhan, près de Nîmes. Il ne s'agissait pas d'une grande conférence de La Ligue. Dans un partenariat avec le Crédit Agricole la Ligue intervenait à l'issue de l'assemblée générale annuelle pour des messages de prévention. Le maire et le conseil municipal étaient présents mais aussi beaucoup de jeunes. Une salle magnifique, un public participatif, des questions qui fusaient et qui s'entrecroisaient, une bonne humeur contagieuse. À la fin, les applaudissements concernaient autant le public lui-même que l'orateur. Je me suis rappelé une confidence que m'avait faite le Pr Jean Bernard. *« Après une conférence publique je me sens mieux qu'avant. »*

Lettre d'Au revoir en tant que président Lettre N° 100 - Juin 2007

Depuis 1998 j'ai limité mes candidatures à la présidence à des mandats de 3 ans. J'ai eu l'honneur d'être votre président pendant trois mandats : 1998/2001, 2001/2004 et 2004/2007. Je vous demande de bien vouloir exclure de vos propos le terme de démission, il s'agit simplement d'une fin de mandat.
Les organismes qui nous contrôlent nous font remarquer que certains Comités ne sont pas suffisamment reliés à la Fédération. J'ai pensé que la réponse devait être donnée par les administrateurs issus des Comités. Un groupe « fédéralisme » est maintenant coordonné par le président Jean-François Tourtelier de Rennes. Les premiers travaux dont j'ai connaissance vont dans le bon sens.
Ce n'est pas un adieu mais un au revoir ! ... Je voudrais vous remercier toutes et tous très sincèrement, bénévoles et permanents, administrateurs nationaux et des Comités, ligueuses et ligueurs. Vous m'avez tellement témoigné de marques d'estime, de sympathie, parfois même d'affection. Sachez que je vous rends bien ces sentiments. Ce n'est pas à nous de tirer le bilan de ce que nous avons fait ensemble ; les Pouvoirs publics,

les cancérologues, les chercheurs, les soignants, la population nous en ont donné acte. Les malades nous ont reconnus car nous agissons avec eux et pour eux. Nous pouvons être fiers sans ostentation d'avoir augmenté le nombre de nos adhérents, nos ressources, notre notoriété et surtout nos actions. Nous devons continuer à être volontaires, travailleurs et indépendants, car notre légitimité repose sur cet engagement et notre maillage national dans une fédération dynamique. Chacun sait que La Ligue a été déterminante dans la création et la mise en œuvre du Plan Cancer...

Concernant la place de La Ligue dans la lutte contre le cancer je rappelle un principe général de la vie en société : il ne faut pas toujours attendre que l'on vous donne votre place. Il faut parfois aller la chercher quand elle est légitime. Quand on l'a il faut la défendre et pour la défendre il faut la mériter.

N'oublions jamais que nous ne sommes pas à La Ligue pour nous mais pour des missions et pour faire reculer le cancer... pour lutter pour la vie. Je sais que La Ligue peut compter sur vous...

LA PRÉVENTION DES CANCERS
ou l'apologie de la santé

« Mieux vaut prévenir que guérir » est l'un des proverbes les plus connus et les moins suivis. J'ai toujours cherché à faire le tour de la cancérologie et à explorer ses facettes multiples, sans jamais y être arrivé complètement. J'étais attiré par le paradoxe de la prévention où l'on voit les progrès de la connaissance toujours en décalage avec les comportements. Il faut des années pour accumuler de nouvelles connaissances ensuite des années pour qu'elles soient vraiment reçues dans la population enfin il faut encore des années pour que ces nouvelles connaissances entraînent une réelle modification des comportements. Il y a 40 ans les épidémiologistes d'Oxford R Doll et R Peto avaient estimé à 30 % la part du tabac dans la mortalité par cancer. Actuellement cette part est encore estimée entre 25 et 30 % mais cette forte opportunité de réduire la mortalité n'est toujours pas exploitée à sa juste mesure. Il y a dans notre nature une propension à préférer un plaisir immédiat à un bien-être plus tardif. Trop d'arguments sont utilisés dans des mécanismes de défense. Le fait qu'on n'ait pas encore élucidé toutes les causes ni tous les mécanismes de la cancérisation est un facteur d'inertie pour la prévention. Il serait plus simple de tirer les conséquences du savoir déjà acquis que d'attendre qu'il soit complété.
Les recherches sur les causes environnementales pas encore totalement abouties ne devraient pas retarder la modification des modes de vie et des comportements. Je chercherai à simplifier la prévention et je serai bref sur la cancérogenèse et l'histoire naturelle du cancer. Certes la biologie est très importante mais quand on entre dans la prévention on côtoie l'anthropologie, la psychologie et la sociologie. On n'est plus seulement dans un laboratoire mais au cœur de la vie de tous les jours dans la famille et dans la société.

Schéma de la cancérisation d'un tissu

Plusieurs milliards de cellules de notre corps se divisent chaque jour en doublant de façon symétrique leur filament d'ADN. Les erreurs de copie de notre code génétique sont inévitables mais sont en permanence contrôlées par plusieurs mécanismes, réparateurs ou éliminatoires. Des protéines, dont la protéine P53, orientent vers la mort les cellules dont le capital génétique endommagé favoriserait la multiplication des erreurs de copie. Ce mécanisme de mort cellulaire programmée est fondamental pour la maintenance d'un équilibre tissulaire. Il est appelé apoptose et constitue une voie de recherche pour la destruction des tumeurs par des mécanismes de type suicidaire. Il n'y a pas un gène du cancer mais une altération de plusieurs gènes spécifiques appelés suppresseurs de tumeurs qui perdent leur rôle protecteur. La cancérisation est produite par une mutation qui rend inefficace la copie du gène. La découverte en 1994 du gène dit du cancer du sein (BRCA1) a confirmé qu'il s'agit de l'altération d'un gène suppresseur de tumeur du sein. Cela explique qu'il n'y a pas de pénétrance à 100 % mais le risque de survenue d'un cancer du sein est élevé autour de 70 % en fonction du degré d'altération de ce gène. D'autres types d'altération sont plus déterminants. Pour certains cancers familiaux le risque de transmission du gène dans la famille peut être de 50 % lors de la fécondation. La cancérisation d'un tissu peut demander plusieurs années. Quand un cancérogène comme le tabac agresse une cellule normale il peut la transformer en cellule cancéreuse par mutations successives, une sorte de cascade d'événements biologiques. La cellule cancéreuse possède trois propriétés redoutables : une capacité de prolifération indéfinie, l'invasion des tissus voisins et la pénétration dans les vaisseaux pour migrer à distance.

La propagation de proche en proche n'est pas seulement un mécanisme destructeur pour les cellules voisines elle s'accompagne d'un asservissement pour se pourvoir en oxygène et en énergie. L'énergie de la cellule provient du glucose. La tumeur n'est pas un organe, c'est un organisme capable de commander la prolifération des vaisseaux autour de lui et à son profit. La néovascularisation apporte les combustibles indispensables, l'oxygène et le glucose. Cette propriété favorise l'identification de foyers cancéreux par l'injection de glucose avec un radio traceur (Pet Scan). La tumeur devient un « organisme autonome » comprenant des cellules tumorales, du tissu conjonctif, des néo vaisseaux et des îlots de cellules immunitaires débordées. Des protéines permettant l'invasion des tissus voisins ou la pénétration dans les vaisseaux sont synthétisées. Libérées des mécanismes régulateurs régissant les équilibres tissulaires, les cellules tumorales sont orientées vers l'immortalisation. On utilise dans les laboratoires de cancérologie expérimentale des cellules humaines tumorales, survivantes en culture pendant plusieurs années. L'agressivité d'une tumeur ne se limite plus à la seule observation au microscope mais elle concerne aussi le répertoire des anomalies génomiques qui l'ont générée et qui l'accompagnent. Ces « signatures moléculaires » sont une véritable carte d'identité de la tumeur. Elles expriment le degré de malignité, orientent les décisions thérapeutiques et permettent la création de molécules antagonistes à la base des nouvelles thérapies dites « ciblées ».

Identifier les facteurs de risque

Après avoir simplifié le « comment » il faut envisager le « pourquoi » des dommages génomiques générateurs des cancers. Ces altérations sont le plus souvent acquises au cours de la vie. On doit abandonner le schéma classique de la rencontre d'une personne et d'une cause (virus, bacille) pour déclencher une maladie. À défaut de trouver la cause unique du cancer il faut pour l'instant identifier des facteurs de risque coopérant de façon complexe à la cancérogénèse. Le facteur de risque le plus connu, le tabagisme, a été souvent considéré comme la cause unique du cancer du poumon alors que c'est, au sens strict du terme, un facteur de risque majeur. En effet d'autres facteurs (particules fines, radon) sont identifiés. L'interaction des facteurs de risque amène à pondérer le rôle de chacun d'entre eux car ils peuvent s'additionner. Il y a 10 ans, Maurice Tubiana, estimait que nous ne connaissons guère que 50 % des causes du cancer. Ce déficit entraîne bien d'hypothèses, non solidement étayées, sur des facteurs divers (téléphonie mobile, dépression…). Le regroupement des facteurs de risques permet de les classer en :

- facteurs environnementaux : physiques, chimiques, infectieux…
- facteurs comportementaux : tabagisme, alcoolisme, alimentation, mauvais usage du soleil, sédentarité…
- facteurs personnels : génétiques, hormonaux, baisse des défenses immunitaires liée au vieillissement...
- facteurs liés au hasard sur des erreurs de réparations de l'ADN générant des copies mutées, qui pourraient être à l'origine de 5 à 15% des cancers. Il faut toujours mettre les causes en perspective. Le fait qu'il y ait des erreurs de copie aléatoires ne justifie pas que nous fassions des erreurs de comportement et que nous donnions moins d'importance à la prévention.

Un organisme scientifique, le CIRC (Centre International de Recherche sur le Cancer), créé par le Général de Gaulle, s'est spécialisé dans la traque des cancérogènes, sans éclaircir parfaitement les controverses. Son siège est à Lyon. Le CIRC identifie des molécules et des comportements pouvant entraîner un risque mais revendique de ne pas faire d'évaluation. Les études d'impact réel du risque et les mesures à lui opposer sont de la responsabilité des Agences Sanitaires de chacun des États. La classification utilisée mérite de ce fait des commentaires. La cancérogénicité décroissante est ainsi évaluée :

Groupe I :	cancérogènes certains
Groupe II A	cancérogènes probables
Groupe II B	cancérogènes possibles
Groupe III	inclassables : 500 molécules (!)
Groupe IV	probablement non cancérogène : 1 molécule (?)

Je propose un code de lecture indispensable à l'utilisation de ce tableau très simplifié.

Classification des cancérogènes du CIRC (quelques exemples) :

Groupe I :	*cancérogènes certains* Amiante, tabac, alcool Œstrogénothérapie prolongée de la ménopause Viande transformée (1) Rayonnements ionisants Gaz diesel, cabines de bronzage
Groupe II A :	*cancérogènes probables* Adriamycine, cisplatine Viande rouge Lampe à bronzer Boissons chaudes de plus de 65° Glyphosate (2) Insecticide exposition professionnelle
Groupe II B :	*cancérogènes possibles* Plomb Gaz échappement essence Café ? (retiré après 25 ans de présence dans ce groupe) Charpente et menuiserie (professionnel) Cobalt
Groupe III :	*Inclassables, environ 500 produits* Le café a été repositionné ici
Groupe IV :	*Probablement non cancérogène* (3) Caprolactame : monomère du nylon

Remarques :

1. Le CIRC fait des « signalements » pas des études d'impact
2. Les Agences Sanitaires de 21 pays ne confirment pas la cancérogénicité du glyphosate !!!
3. Il ne prend pas le risque de dire : non cancérogène !!!

Si l'on était au cours élémentaire ce serait plus simple : un cancérogène donnerait le cancer et un non cancérogène ne le donnerait pas. Mais le classement du CIRC nécessite une lecture éclairée pour plusieurs raisons :

-un cancérogène peut ne pas donner le cancer même consommé pendant toute une vie, comme le tabac ;

-un cancérogène avéré est parfois inévitable. Les œstrogènes sont dans le groupe I des cancérogènes certains mais il n'y a pas de femmes sans œstrogènes. C'est la supplémentation prolongée en œstrogène qui est en cause. Les rayons ultraviolets sont cancérogènes mais il n'y a pas de vie sans soleil ;

-le CIRC ne donne pas un seul exemple de molécule non cancérogène. La seule qui est citée, le caprolactame, est prudemment qualifié de « probablement non cancérogène ».

Ce type de classification suggère à la fois que nous sommes encerclés par le cancer et qu'il est déjà dans nous. Après cette lecture il est réconfortant de se rappeler que 30% à 40% des cancers sont évitables.

Le tabac est le facteur de risque le mieux identifié non seulement pour le cancer mais pour d'autres causes d'altération de la santé (maladies cardiovasculaires, insuffisance respiratoire chronique). Il est tellement présent dans la cancérologie que l'on a assimilée à tort les termes facteur de risque et cause, notamment pour le cancer le plus meurtrier dans le monde : le cancer du poumon. En 1990, dans la seule Europe des 12, le tabagisme avait provoqué 500 000 décès par an. À cette hauteur catastrophique les chiffres ne font plus peur. Le pire est peut-être en route car l'abaissement de l'âge à l'entrée en tabagisme et la prévalence croissante du tabagisme chez les jeunes filles laissent prévoir une inéluctable augmentation dans les années qui viennent à cause de l'effet retard entre le risque et la concrétisation du risque. La certitude de la cancérogénicité d'une molécule laisse incertaine sa manifestation tout au long d'une vie. C'est ainsi que beaucoup de fumeurs évitent le cancer. Ce constat, relativement sécurisant pour eux, fragilise leur volonté d'arrêter de fumer, malgré les 70 000 décès annuels, par cancer notamment, en France.

Après le tabac, l'alcool est le deuxième risque de cancer évitable. Il est impliqué dans 15 000 décès par an. Les principales localisations concernées sont la bouche, l'œsophage, l'estomac, le foie et même le sein. Une question importante demeure en controverse : existe-t-il un seuil en dessous duquel la cancérogénicité n'est pas observée ? Nous ne sommes plus dans les années 1970 où des épidémiologistes anglais observaient un bénéfice pour la santé à l'absorption de 1 ou 2 verres de vin par jour. Je ne crois pas que le balancier doive maintenant être renversé jusqu'à la prohibition. Il faut noter que l'Institut National du Cancer affichait sur son site (e.cancer.fr) le 12 mai 2017 que le seuil d'apparition d'un risque était situé au-dessus d'1 ou 2 verres de vin par jour. Aucune étude à ce jour n'est apparue suffisamment robuste pour que l'INCa lance une alerte rouge sur ce sujet. La modération demeure donc une attitude validée. Par contre, nul ne peut contester que l'alcoolisme nuise gravement à la santé et génère des dégâts sociaux dramatiques. Un autre fait sociétal a émergé, l'alcoolisation aigue et festive des jeunes que la Ligue combat comme une manipulation aux conséquences parfois mortelles.

Maurice Tubiana signalait souvent un fait paradoxal : les facteurs ayant le plus lourd impact ne sont pas directement liés à des écosystèmes mais plutôt aux modes de vie et aux comportements individuels. Les environnementalistes sont toujours un peu déçus que les cancérologues se préoccupent davantage de l'alcoolisme, du tabagisme, des mauvaises habitudes alimentaires, de l'exposition immodérée au soleil, que de la couche d'ozone et de l'effet de serre dont il faut évidemment se préoccuper et pas seulement pour la lutte contre le cancer. Le grand public est lui-même surpris car la condition humaine donne toujours la préférence à une mesure collective s'appliquant aux autres plutôt qu'à une mesure individuelle visant à l'auto-répression de « toxicomanies dites douces » aux conséquences dures.

La notion de seuil de cancérogénicité est essentielle. Au-dessous d'un certain seuil variable pour chacun des facteurs de risque, la cancérogénèse n'est plus apparente. Les exemples sont nombreux. Les ultra-violets du soleil sont « cancérogènes certains » mais on ne peut les éviter même quand le ciel est voilé. Les dommages cellulaires qu'ils provoquent sont fortement modulés par des facteurs génétiques constitutionnels. Les sujets blonds aux yeux clairs ont un seuil fortement abaissé. Le même cancérogène est donc 100 fois plus puissant au Queensland qu'en Côte d'Ivoire alors que l'intensité de l'ensoleillement pourrait être identique.

Les deux mots clés seront le seuil de manifestation du risque et sa relativité par rapport à d'autres risques. Les œstrogènes sont dans le groupe I des cancérogènes du CIRC pour le traitement hormonal prolongé de la ménopause. Les gènes mutés BRCA1 et BRCA2 exposent aussi à un risque de cancer du sein. Dans le premier cas 1 femme sur 100 prenant le traitement substitutif développera un cancer induit par ce traitement. Dans le deuxième cas 70 femmes sur 100 porteuses de la mutation développeront un cancer du sein.

Les viandes transformées par salaison ou fumaison (jambon, saucisson) sont dans le groupe I des cancérogènes car elles contiennent des nitrites transformables en nitrosamines. Il y a peut-être un effet de seuil que certaines agences sanitaires évaluent à une vingtaine de grammes par jour !

Il faut également intégrer la différence entre une forte augmentation du risque et une forte exposition au risque. Si je suis exposé à 1 risque sur 500 000 d'avoir un accident d'autoroute très grave et si j'ai un risque doublé, 1 sur 250 000, je continuerais à utiliser l'autoroute en espérant qu'un assureur informé ne doublera pas le montant de la prime (comparaison purement allégorique).

Les cancérologues relativisent quotidiennement le risque en utilisant comme moyens de traitement des agents cancérogènes du groupe I, tels les radiations ionisantes et la chimiothérapie avec des molécules radio-mimétiques. La cancérologie, comme beaucoup d'activités de la vie quotidienne, est une navigation entre l'efficacité et le risque. L'inclusion du risque dans la vie elle-même est une difficulté à promouvoir la prévention. Que

serait l'alpinisme s'il n'y avait pas le vide ? Que serait le goût de la victoire sportive s'il n'y avait pas le risque de perdre ? Les publicités pour le tabac avaient su intégrer cette banalisation du risque en montrant un véhicule de randonnée en instabilité sur 2 roues sur une route de montagne. Le sommet a été atteint sur des panneaux d'autoroutes nord-américaines avec l'inscription « Cancer experience it ! ». Essayez le cancer et faites confiance à la recherche pour vous guérir, le cigarettier Kent ayant lancé un programme de thérapie génique contre le cancer du poumon. Il faut donc intégrer cette notion que le risque est inhérent à la vie mais qu'il est inutile de le majorer en s'exposant à d'autres risques évitables.
L'histoire naturelle du cancer de l'estomac est une illustration de la pluralité des risques. Il était la première cause de mortalité par cancer en France dans les années 1960, il est rétrogradé aujourd'hui à la 8e place, essentiellement par la diminution du nombre de cas, avec une régression actuarielle de 2 % à 3 % par an. On entend parfois que la nourriture n'a jamais été aussi médiocre alors que la cancérisation du premier organe atteint par la nourriture est de moins en moins fréquente. C'est le progrès technique, parfois injustement décrié, qui a fait reculer la mortalité. L'arrivée du réfrigérateur a supprimé la pullulation microbienne sur les aliments conservés dans une arrière cuisine, souvent mal ventilée, au temps où « l'on ne jetait rien ». Une transformation des nitrates en nitrosamines provoquait des gastrites atrophiques précancéreuses. On le sait maintenant, après la découverte du coupable, la bactérie helicobacter pylori, qu'une semaine d'antibiothérapie peut éradiquer. Nous sommes ici, au croisement d'un corps chimique, d'une bactérie et d'un mode de vie, pour une cancérogénèse multifactorielle.

Mes remarques n'atténuent pas le mérite et l'utilité des chercheurs du CIRC « obstinés » sur la piste des causes comportementales ou environnementales des cancers. Ils nous offrent des travaux qu'il nous appartient d'utiliser avec la science clinique et le bon sens. Ils ont, eux-mêmes, rétrogradé le café demeuré 25 ans dans le groupe des cancérogènes possibles. Par extrême prudence, ils l'ont replacé dans le groupe « inclassable », mais pas encore dans le groupe « probablement non cancérigène ». S'appliquant, jusqu'à se torturer, le principe de précaution, ils ont classé la seule molécule non cancérogène, le caprolactame, dans la catégorie « probablement non cancérogène ». Malheureusement le caprolactame n'est pas comestible, c'est un monomère du nylon. En 40 ans de travaux ils n'ont pas pris l'initiative de classer une seule molécule sous la rubrique « non cancérogène ».

Identifier les facteurs de protection

Il vaut mieux écrire « l'activité physique est un facteur de protection » que « la sédentarité est un facteur de risque ». On est dans le positif, le volontarisme alors que pour lutter contre les facteurs de risque on se situe souvent dans la contrainte. Il faut considérer qu'un facteur de protection n'est pas une garantie d'éviter le cancer comme un facteur de risque n'est pas une certitude de le développer.. Il existe un niveau de seuil au-dessous duquel la protection n'apparaît pas. Pour l'activité physique le seuil paraît s'appliquer à la marche rapide et continue, si possible pendant 40 minutes, 5 à 7 fois par semaine. Les cardiologues ont été précurseurs de la promotion de l'activité physique. Ils situent parfois le seuil à 10 000 pas par jour. Mais qu'est-ce qu'une marche rapide s'agissant d'activité physique et non d'activité sportive ? On peut l'estimer à la marche juste en dessous de l'essoufflement, permettant de parler à un compagnon de marche dans une conversation soutenue. Il y a dix ans j'avais lu une étude comparant deux groupes de jumeaux homozygotes, l'un actif, l'autre sédentaire... Quelle circonstance heureuse pour comparer ! Dans le groupe des jumeaux actifs l'état de santé était significativement meilleur et pour bien d'autres pathologies que les cancers. Pour expliquer ces bienfaits, le jumeau actif avait des télomères[25] plus jeunes de quelques années que ceux de son frère sédentaire, c'est-à-dire qu'il pouvait encore aller plus loin… Je n'ai pas retrouvé de recherche identique. Par contre les études

---

[25] Les télomères à l'extrémité des chromosomes sont le siège de la vitalité d'une cellule et de sa capacité à se reproduire, mais à chaque division cellulaire ils sont légèrement altérés.

montrant une réduction de 10 % des cancers du côlon, des cancers du sein et d'autres cancers hormono-dépendants paraissent maintenant en nombre suffisant pour conclure positivement. Il est probable que ce bénéfice soit relié au contrôle du poids corporel et de la masse graisseuse pourvue d'un potentiel hormonal et pro-inflammatoire.

Un autre facteur de protection est l'alimentation qui doit être équilibrée et qui peut l'être sans trop de contraintes. Il est vain de classer les aliments en cancérogènes et anticancer. On doit rester dans la clarté et la simplicité. Il faut consommer quotidiennement des fruits et des légumes et la règle des 5 par jour est la plus connue (3 fruits et 2 légumes ou l'inverse). Certains sont surpris par la quantité recommandée (400 g) oubliant qu'une seule grosse pomme peut peser 200 grammes. Mon collègue et ami Eric Riboli (ex-chercheur au CIRC) avait fait une compilation de 80 études enregistrant une réduction du risque de cancer autour de 20 %. Toutes les études avaient été réalisées sur des fruits et légumes issus du commerce ordinaire. Le quartet huiles végétales (d'olive notamment), légumineuses, poissons et fruits garde sa valeur. Le maintien d'un poids corporel proche des recommandations classiques est considéré comme un facteur de protection corrélé avec les deux premiers cités : l'activité physique et la consommation des fruits et légumes. De même la sédentarité est souvent corrélée à un surpoids.

Si l'on associe l'évitement des facteurs de risque et la recherche des facteurs de protection, on a le maximum d'impact contre les cancers. Les estimations les plus récentes envisagent que 35 à 40 % des 385 000 cas annuels pourraient être évités. On découvre alors une extraordinaire opportunité : l'adolescent et l'adulte, par des choix éclairés de leurs comportements et modes de vie, pourraient avoir sur le recul du cancer un effet identique à celui de la recherche médicale dont il faut, à l'évidence, amplifier les efforts. Il y a une concordance d'efficacité sur les maladies cardio- vasculaires et métaboliques qui fait de ces actions les bases d'une politique nationale de santé publique.

Le risque des radiations

Je suis dans ce domaine l'élève du professeur Jean-Claude Artus[26] de la Faculté de Montpellier-Nîmes. Il dirigeait le département de Médecine Nucléaire du Centre anticancéreux pendant mon mandat de directeur. Sa qualité pédagogique est remarquable et je me rapprochais de lui pour obtenir des synthèses sur les rayonnements. Ce domaine des radiations est ultra-sensible pour la population comme pour les médecins qui ont changé le nom d'un examen d'imagerie très courant pour le rendre plus attractif. L'IRM « Imagerie par Résonance Magnétique », est arrivée en France sous son nom de baptême « Résonance Magnétique Nucléaire » (RMN). Elle tient de nucléaire son rapport avec le noyau de l'atome hydrogène de l'eau de la cellule et n'entraîne aucune irradiation. Le mot noyau est sympathique, l'adjectif nucléaire est à priori suspect. Il a disparu. Les rayonnements ionisants, très divers par leur origine, ont en commun les lésions provoquées sur notre ADN entraînant des erreurs de réparation et des erreurs de copie. À cause de leurs effets sur l'ADN ils sont classés logiquement « cancérogènes certains » par le CIRC. Deux questions importantes sont posées. Peut-on échapper à ces radiations ? Y a-t-il un niveau de seuil ? La réponse est claire : on ne peut pas y échapper totalement et il y a un niveau de seuil au-dessous duquel le risque n'est pas apparent. Après cette première assurance il faut aller plus loin.

Les radiations auxquelles nous ne pouvons pas échapper sont celles de notre environnement :

- Les radiations cosmiques atteignent tout être vivant sur la terre. Elles doublent tous les 1 500 mètres d'altitude. En changeant de planète on ne gagnerait rien. On leur attribue 12 % de l'irradiation que nous recevons.
- Le rayonnement tellurique est variable selon la nature des sols. granitique, calcaire, sédimentaire … Il contribue en moyenne pour 13 % au rayonnement reçu.
- Le gaz radon est le facteur le plus impactant, 37 % environ de l'ensemble. Ce gaz radioactif inodore s'échappe du sol et

---

[26] Jean-Claude Artus Les tribulations du professeur au pays du nucléaire.Ramsay

s'accumule dans les maisons mal aérées. Sa dangerosité a été sous-estimée jusqu'à ces 30 dernières années. Un travailleur dans une centrale atomique de Pennsylvanie a été jugé en incapacité de travail car son badge de sécurité avait dépassé le seuil règlementaire. On envisagea toutes les hypothèses liées au travail dans la centrale. Ensuite il fallait chercher ailleurs. On découvrit dans la cave du domicile de l'employé la cause de l'irradiation, une concentration très élevée de radon. Les pneumologues attribuent au radon autour de 10 % de responsabilité dans les cancers du poumon. Il est au deuxième rang après le tabagisme. Quand on entend parler de « maisons à cancer » frappées de malédiction, on pense à des personnes à risque génétique regroupées dans leur maison. Il y a peut-être des « maisons à cancer » liées à la présence de radon surtout s'il y a une cave avec un puits qui favorise le « cancérogène » dans la cave comme par un « effet cheminée ». On peut limiter l'impact du radon en aérant très largement son domicile mais aussi en aérant le vide sanitaire des maisons récentes.

- La 4e cause de rayonnement naturel provient de notre propre corps, qui contient des isotopes radioactifs, le carbone 14 et le potassium 40. La vie en famille, la vie en société comporte donc une irradiation qui atteint seulement 7 % de notre irradiation totale. Ce niveau n'est pas suffisant pour nous orienter vers une vie d'ermite qui d'ailleurs n'échappe pas à son irradiation intra-corporelle !
- La 5e cause d'irradiation n'est pas réellement naturelle. Elle provient des activités médicales : radiographie, scanner, diagnostic isotopique. Elles sont indispensables pour sauver beaucoup de vies. En moyenne on peut leur attribuer 31 % du total des irradiations subies.
- Pour donner une estimation du risque d'apparition de cancer les radio-biologistes ont proposé une unité, le sievert, associant l'énergie du rayonnement et la sensibilité des tissus. La dose d'irradiation considérée comme seuil du risque de cancer est de 80 millisieverts pour les enfants et de 100 millisieverts pour les adultes. Le total des irradiations énoncées plus haut est autour de 2,7 à 3 millisieverts par an. Nous sommes loin du seuil d'apparition d'un risque

observable mais toutes les mesures de radioprotection et de prévoyance doivent être rigoureusement respectées.

Les questions du risque des radiations sont largement débattues dans la société et dans les médias. Trente-cinq années après Tchernobyl la catastrophe mérite toujours son nom par une centaine de personnes qui ont péri dans l'explosion et le confinement de la centrale, par 200 000 personnes qui ont perdu leur domicile et leurs terres pour arriver dans des lieux où elles n'étaient pas bienvenues, par un nombre excédentaire de 7 000 cancers thyroïdiens observés essentiellement chez les enfants. En France le nuage de Tchernobyl a délivré depuis la catastrophe, notamment par le césium 137 et l'iode 131, une dose cumulée de 2 millisieverts correspondant pour une vie humaine à une année supplémentaire d'irradiation naturelle. Dans ce domaine très sensible la conséquence de la peur du risque est parfois plus grande que le risque lui-même. Elle aurait provoqué en Europe plus d'un millier d'interruptions de grossesse.
Lors de l'installation en France du dépistage de masse du cancer du sein une controverse est survenue sur le risque d'ionisation par la mammographie. La polémique pouvait remettre en question le dépistage organisé par tous les pays du monde, qui ont eu la capacité de l'instaurer. Jean-Louis Lamarque, spécialiste du diagnostic et du dépistage du cancer du sein, a mis en place le dépistage organisé par mammobile dans les départements de l'Hérault et de l'Orne. Il était irrité par cette polémique qui demeure récurrente. On ne peut pas mettre en balance le nombre de vies sauvées par le dépistage et le risque hypothétique de recevoir 2,5 millisieverts sur le sein tous les 2 ans.

Il est surprenant que des enseignants universitaires spécialistes de radiodiagnostic ou de médecine nucléaire soient contestés quand leur savoir n'est plus conforme à quelques idées reçues. Il ne s'agit plus ici de la critique argumentée qui est nécessaire dans toute discussion scientifique. C'est bien différent. Est-ce le fait d'être fonctionnaire de la République qui induit la suspicion de ne pas être un « expert indépendant » ?

La naissance du centre de prévention Épidaure

L'année 1984 a été marquée par la très forte implication du Conseil Général de l'Hérault dans la lutte contre le cancer. Son président, Gérard Saumade, me demanda de lui proposer un projet de prévention d'envergure. Le Conseil avait terminé la clôture de l'exercice 1983 avec un excédent du fait d'une rentrée de ressources supérieures aux prévisions et souhaitait l'affecter à une réalisation forte au bénéfice de la population de l'Hérault. La Collectivité départementale n'a pas de compétence dans les soins ni dans la recherche, mais elle possède une ligne budgétaire : « *prévention des fléaux sociaux* ». Parmi ces fléaux sociaux deux sont historiquement notoires, le cancer et la tuberculose. Cette compétence permettait à certains départements de soutenir des dispensaires antituberculeux ou le dépistage des cancers. Le défi était important car il fallait un projet à la hauteur des enjeux financiers proposés (12 millions de francs) et qui réponde à une logique d'efficacité. À quelques années de l'année 2000 on pouvait observer de nombreux plaidoyers en faveur de la prévention des cancers. Samuel Epstein, aux USA, critiquait le National Cancer Institute, de n'affecter que 1 % de ses ressources à la prévention. Au Canada Raynald Pinault avait fait une estimation entre l'engagement des ressources dans une action de santé et ses conséquences sur la réduction potentielle de la mortalité. La prévention ne consommait que 3 % des ressources pour une réduction de la mortalité estimée à 35 % si l'on modifiait les comportements et les modes de vie. En France Maurice Tubiana, ardent défenseur de la prévention, constatait que l'engagement des pouvoirs publics était insuffisant. Le livre fondamental des épidémiologistes d'Oxford, Richard Doll et Richard Peto, » *the causes of Cancer* » était paru trois ans plus tôt analysant les facteurs de risque et proposant des estimations chiffrées de leur impact.
Avec le Doyen Claude Solassol nous étions très motivés par la prévention après avoir si longtemps combattu pour les soins. Ce n'était pas de la fatigue mais la certitude qu'il fallait tout faire pour éviter les cancers « évitables », autour de 1 sur 3. Nous avons demandé un rendez-vous au Pr Jean Bernard qui nous a reçus à son domicile, bordant les jardins du Luxembourg. Il était

aussi lumineux dans ses exposés que dans l'intimité d'un entretien. Vice-président national de la Ligue très écouté, Il nous a dit ses espoirs que le XXIe siècle soit celui de la prévention des maladies et du cancer en particulier. Pour lui, la Ligue nationale devait s'engager dans ce projet qu'il soutiendrait en conseil d'administration.

Nous nous sommes mis au travail avec Claude pour aboutir à un programme « de lutte contre les facteurs de risque du cancer ». Les réunions avaient lieu un soir par semaine à l'hôpital après la journée de travail jusqu'à 23 h. Nous voulions tenir compte de l'implication des facteurs psychosociaux et deux enseignants de l'Université Paul Valéry (Montpellier III), Jacques Birouste, psychologue et Alex Mucchiellil, sociologue, venaient nous prêter main forte bénévolement. Au bout de quelques mois nous avions un corpus de recommandations :

- éviter les messages basés sur la peur ou la moralisation et parler de la santé à préserver et pas de tel ou tel cancer à éviter ;
- promouvoir les facteurs de protection : activité physique, alimentation équilibrée, bon usage du soleil ;
- s'adresser à un public jeune, user des moyens pédagogiques modernes et pour cela, créer des outils ludiques, reproduire des parcours explicatifs et récréatifs comme ceux de la Cité des Sciences de La Villette récemment ouverte ;
- inclure si possible la visite du futur Centre de Prévention dans le cursus pédagogique d'une classe avec des interventions d'enseignants en amont et en aval de la visite et créer des produits pédagogiques pouvant circuler dans les écoles et les collèges pour éviter le « hors du Centre point de salut » ;
- obtenir un poste d'enseignant in situ pour recevoir une classe et son professeur ;
- éviter blouses blanches et appareils médicaux dans le Centre ainsi que toute ressemblance avec un Musée, qu'elle soit architecturale ou dans le contenu ;
- trouver un nom qui ne soit pas médical ;

- dans tout investissement de matériel, veiller à un coût de fonctionnement maîtrisable.

En résumé notre objectif de départ était d'expliquer les risques de cancer mais à l'arrivée il était plus ambitieux : maintenir et promouvoir la santé.
Nous avons travaillé pendant 2 années au cours desquelles beaucoup de contacts et de convergences ont été établis. Deux partenaires ont été particulièrement importants, la Ligue et l'Éducation nationales. Les outils pédagogiques avaient été identifiés avec des consultants de La Villette. Jacques Séguéla, à titre amical, est venu participer à la réflexion sur la présentation générale.

En 1986, le président Pierre Guillaumat nous a demandé de venir présenter le projet devant le bureau du conseil d'administration de la Ligue nationale Le Doyen Solassol a dit l'intention de la Faculté de Médecine de faire du Centre un terrain de stage pour les jeunes étudiants en 2e année de médecine. Nous avons, lors d'une audition de deux heures, exposé les objectifs et les moyens de les atteindre. Le montant TTC des équipements, notamment multimédia, s'élevait à 6 millions de francs, étant entendu que le total de l'investissement immobilier était pris en charge par le Conseil Général de l'Hérault et que le terrain d'emprise était cédé par le Centre régional de lutte contre le cancer qui supporterait le coût du fonctionnement. L'audition dura 2 heures. Notre impression à l'issue était plutôt favorable. Mais il fallait attendre la décision du conseil d'administration. Celle-ci arriva en automne. Nous avions demandé la prise en charge par la Ligue d'une partie des équipements multimédia. La réponse fut au-delà de notre attente car la Ligue s'engageait pour la totalité des équipements et devenait le deuxième réalisateur du programme après le Conseil Général de l'Hérault. En novembre 1986, la Ligue nationale était présente à Montpellier pour la présentation de la maquette du bâtiment au Président François Mitterrand venu inaugurer le Congrès Euromédecine.

L'Éducation nationale devait jouer un rôle essentiel car on ne pouvait imaginer pour ce Centre un « public diffus » constitué de

Montpelliérains en quête de curiosité ou de promenade. Il fallait un public collectif venant en car d'une école ou d'un collège, de l'Hérault, chaque jour ouvrable, dans un partenariat avec le Rectorat et l'Académie. Nous avons eu la chance d'avoir, dès le début du fonctionnement en 1988, le soutien sans faille du recteur Bernard Toulemonde et de tous les recteurs qui lui ont succédé. Charles Basso, conseiller du président Saumade, ancien inspecteur d'académie, nous a largement aidé. Deux postes ont été mis à disposition de la structure, un poste de professeur des écoles et un de professeur de collèges. Dépendant de l'Éducation nationale et non de l'hôpital, les enseignants jouent un rôle capital dans les relations avec leurs collègues pour programmer, préparer et accompagner la visite des parcours pédagogiques.

Le Centre de Prévention était ouvert depuis un an lorsque Claude Evin, ministre de la Santé, est venu l'inaugurer. Ce fut pour lui et pour tous un jour inoubliable. En effet, lorsqu'il eut terminé son discours vers 19 h 30, son téléphone sonna. Son ministère l'informait que le mur de Berlin commençait à tomber. Nous étions le 9 novembre 1989. Pouvions-nous rêver que le mur clôturant la prévention dans notre pays allait s'effriter ? Claude Evin devait, 14 mois plus tard, être l'auteur de la loi qui porte son nom et qui a sauvé beaucoup de vies. En tant que président de La Ligue, je lui suis reconnaissant d'avoir été un administrateur national efficace pendant un mandat de 6 ans. Ensuite, devenu président de la Fédération Hospitalière de France, il a joué un rôle important dans le plan Cancer et la mise en place de l'INCa. Quant au Pr Jean Bernard, qui avait confirmé notre détermination 4 ans plus tôt, il vint à Épidaure en 1990 pour une manifestation en l'honneur du 10 000e visiteur scolaire. Il donna une conférence devant une centaine d'élèves montpelliérains. Un événement sympathique se produisit. Nous avions envisagé de tirer au sort celui de la classe qui serait le 10 000e visiteur mais les élèves eurent une meilleure idée que la nôtre. Ils désignèrent celui d'entre eux qui présentait un handicap. C'est lui qui remit, en souvenir, un parchemin au Pr Jean Bernard.
L'appellation Épidaure nous a été proposée par l'agence Anatome née à Montpellier et devenue nationale. Le nom fait référence à ce lieu mythique de la Grèce où la préservation de la

santé était célébrée avec des chants des danses et des activités sportives. L'arrivée comme directeur scientifique en 1994 du Pr Hélène Sancho-Garnier, épidémiologiste formée par Tubiana, compléta la démarche par l'indispensable méthodologie de la recherche en prévention. Elle a rapporté les travaux du centre Épidaure dans un manuel de prévention : *Au-delà de l'information la prévention.* Elle décrit la complexité de la prévention et la difficulté de l'évaluer. »*Il faut tenir compte d'une part des individus eux-mêmes et de ce qui les amène à changer leur manière de vivre et d'autre part de l'environnement culturel social économique qui façonne les personnes... Les actions de prévention sont efficaces pour autant qu'elles renforcent la capacité à exercer un contrôle sur les facteurs de risque. Les programmes doivent inclure des stratégies multiples dont l'objectif est à la fois de changer le contexte sociétal et de changer les valeurs de vie d'une personne »*[27].

En créant Épidaure comme un département de prévention, le Centre de Lutte contre le Cancer s'est doté de tous les moyens dont disposent les plus grands centres mondiaux dénommés « Comprehensive Cancer Center » avec la prévention, les soins et la recherche présents sur le même site. Ce concept a attiré à Épidaure beaucoup de personnes. Plusieurs ministres sont venus pour des rencontres sur des thèmes de prévention : Brice Lalonde, Hélène Dorlhac de Borne, René Teulade, Philippe Douste-Blazy. Le Premier ministre Édouard Balladur est venu pendant son mandat et le président Jacques Chirac deux ans avant son élection. Le comité exécutif de l'Union Internationale contre le Cancer s'est réuni à Épidaure en 1989. Nous avons également reçu un visiteur intéressé, J.Jarrett Clinton, Surgeon général, fonction équivalente à celle de ministre de la Santé publique aux USA.

Les années ont passé. Épidaure n'a pas vieilli, il n'a que 34 ans. Il demeure dans le patrimoine et dans l'ADN de l'Institut du Cancer de Montpellier.

---

[27] Hélène Sancho-Garnier. *Au-delà de l'information, la prévention.* Ed. Springer 2010

Le programme « l'Europe contre le cancer » et les 12 commandements du code européen

J'ai participé pendant 8 ans au programme l'Europe contre le cancer comme membre du comité des experts chargé de le mettre en forme et de veiller à son application. En 1986 les chefs d'État de l'Europe des 12, réunis à Milan, votèrent ce programme de prévention. La Commission européenne présidée par Jacques Delors plaça le programme dans l'Europe sociale et non pas dans l'Europe de la recherche. Ce fut un tournant stratégique. Pour la première fois on informait solennellement tous les citoyens de l'Europe des 12 qu'ils pouvaient eux-mêmes, par un comportement volontariste, réduire leur risque de cancer –et la mortalité liée à cette maladie- avec une forte puissance d'impact. L'objectif visé était de modifier les attitudes et les comportements de la population tandis que les pouvoirs publics adopteraient en parallèle les mesures adéquates pour prévenir les cancers et les détecter suffisamment tôt. Pour l'information des citoyens le groupe des ligues européennes contre le cancer « European cancer Leagues » se mobilisa. La Ligue nationale, fidèle à sa mission de prévention, joua un rôle très actif dans le programme. Je représentais notre pays dans le Comité des Experts, Maurice Tubiana étant devenu son président. Ce comité devait définir le Code européen contre le cancer et l'actualiser en fonction des connaissances acquises.

Ce programme l'Europe contre le cancer est moins connu que le programme Erasmus, grâce auquel des étudiants circulent partout en Europe. Il a sauvé des milliers de vie et mérite au moins autant l'attention. Une initiative ambitieuse qui poursuit encore son œuvre de prévention à travers ses 12 commandements, le « Code *européen contre le cancer* ». Aujourd'hui les commandements seraient formulés plus volontiers sous l'appellation recommandations.

« Ne fumez pas », dit le premier commandement, dans la dernière édition du Code, réactualisé en 2014. Et ainsi de suite jusqu'au douzième.

1. Ne fumez pas.
2. Faites de votre domicile et de votre voiture un environnement sans tabac.
3. Limitez votre consommation d'alcool...
4. Adoptez une alimentation saine riche en fruits et légumes et en céréales complètes. Limitez la viande rouge, les aliments riches en matières grasses, en sel ou en sucre, et évitez la charcuterie.
5. Gardez un poids de forme.
6. Soyez physiquement actif dans votre vie quotidienne.
7. Evitez les expositions excessives au soleil, surtout chez les enfants. Utilisez une protection solaire. N'utilisez pas d'appareil de bronzage.
8. Prenez les mesures adéquates pour réduire votre risque d'exposition éventuelle au radon chez vous.
9. Respectez les consignes de sécurité sur votre lieu de travail, pour vous protéger des substances cancérigènes.
10. Pour les femmes : si possible, allaitez vos enfants. Limitez les traitements hormonaux de la ménopause.
11. Faites vacciner vos enfants contre l'hépatite B (nouveau-nés) et les papillomavirus (jeunes filles).
12. Participez aux programmes de dépistage du cancer colorectal, du cancer du sein et du col de l'utérus.

Aujourd'hui, des travaux de recherche permettent d'estimer le nombre de vies sauvées grâce au Code européen. Aux comportements inchangés des citoyens et des pouvoirs publics, et compte tenu du vieillissement de la population, le nombre de décès annuel par cancer dans l'Europe des Douze entre 1985 et l'an 2000 aurait dû augmenter, passant de 850 000 à un peu plus de 1 000 000. Une étude d'impact effectuée en 2003 par le Centre international de recherche sur le cancer (CIRC) montre que la réduction du nombre de décès (en valeur corrigée des données démographiques) a été de 9,2 % sur cette période, un peu inférieure aux 15 % visés initialement. Ainsi le Code a contribué à éviter 92 500 décès par cancer en l'an 2000 dans l'Europe des Douze, dont 18 300 en France.

Il est remarquable que, 30 ans après, les douze recommandations aient gardé toute leur pertinence et demeurent le socle, non seulement de la lutte contre le cancer, mais aussi de la lutte contre les maladies chroniques et dégénératives qui représentent environ les deux tiers des dépenses de soins dans notre pays.
Reprenons une par une les causes de cancer, à commencer par le tabac, première cause de décès évitable par cancer. Il était responsable de 47 000 (31,3 %) des 150 000 décès par cancers enregistrés en France en 2015, selon l'Institut National du Cancer (INCa). Il n'est jamais trop tard pour s'arrêter de fumer, et d'enfumer les autres. Le tabagisme passif serait en effet responsable de 1 000 décès par cancer chaque année en France.
L'alcool, ensuite, représente la deuxième cause évitable de mortalité par cancer. Il cause 15 000 (10 %) décès par cancer. En cas de consommation de boissons alcoolisées, il faut en réduire la fréquence à quelques jours par semaine et limiter la quantité consommée à un maximum de 2 verres par jour pour les hommes et 1 verre par jour pour les femmes. Certaines recommandations sont plus strictes encore.
L'alimentation également. 20 à 25 % des cancers seraient dus à nos comportements alimentaires. Certains aliments constituent des facteurs de risque avérés, s'ils sont consommés avec excès : viande rouge, charcuterie, sel, sucres rapides, aliments très caloriques. En revanche, d'autres aliments réduisent les risques de cancer. Ainsi, il est conseillé de consommer chaque jour cinq fruits et légumes, et d'autres aliments riches en fibre comme les céréales complètes (pain, pâtes, riz complets) et les légumes secs (lentilles, haricots secs).

Le surpoids et l'obésité sont des facteurs reconnus de risque, alors qu'une activité régulière diminue le risque de cancer. On recommande l'équivalent de 40 minutes de marche rapide, 5 à 7 jours par semaine.
Les expositions abusives aux UV, avec le soleil ou en cabine de bronzage, étaient à l'origine, en 2015, de 15 000 mélanomes ayant entraîné 1 800 décès. Il faut donc se protéger du soleil et se passer d'appareils de bronzage.
Le radon est le deuxième facteur de risque dans le cancer du poumon. Ce gaz radioactif naturel, présent dans le sol de

certaines régions, peut se diffuser dans les habitations. En se renseignant auprès de son Agence Régionale de Santé, on peut savoir comment mesurer la teneur en radon de son domicile.
Les cancers professionnels seraient à l'origine de 4 à 10 % des décès par cancer. Le respect des consignes de manipulation et la vigilance de la médecine du travail sont importants pour leur prévention. L'allaitement maternel réduit le risque de cancer du sein. En revanche, les traitements hormonaux de la ménopause l'augmentent et ne doivent être prescrits qu'en cas de troubles entraînant une altération de la qualité de vie et seulement sur de courtes périodes, avec un suivi médical régulier.
Enfin, consulter son médecin permet de savoir comment participer aux programmes de vaccination et de dépistage proposés par les autorités sanitaires.

Aujourd'hui l'INCa estime à 40 % la proportion des cancers qui pourraient être évités si tous les citoyens modifiaient en conséquence leur mode de vie. Dans l'Union européenne 24 pays ont lancé un Plan cancer depuis l'an 2000. La France s'est dotée du sien en 2003. La lutte européenne contre le cancer se poursuit au sein du programme Santé de l'Union couvrant la période 2014-2020, doté de 450 millions d'euros. Son objectif était de « réduire de 15 %, à l'horizon 2020, le nombre de nouveaux cancers dans l'Union ». Compte tenu du décalage pour le recueil des données on saura dans 2 ans si l'estimation était juste.
Le travail avec la Commission européenne m'a familiarisé avec le principe de subsidiarité. *L'Europe n'a pas à s'occuper de ce que chaque État fait aussi bien sans elle.* Où sont les « frontières » ? Quand nous voulions avec Maurice Tubiana interdire la publicité pour les cigarettes, un pays nous objectait « *Nos citoyens sont libres et avertis, ils savent ne pas tenir compte d'une publicité. Faites leur confiance.* » Pour l'essentiel, la Commission européenne nous a fait confiance.

J'ai écrit ce texte pour le 30e anniversaire du Code européen avec Michel Richonnier de la Commission européenne. Il est consultable sur le site internet « the conversation », parution 20 mars 2017.

L'alimentation méditerranéenne dans le New England Journal of Medicine[28]

Dans le prestigieux New England journal of Medicine paraît en juin 2003 une étude du programme l'Europe contre le cancer. Elle s'est déroulée en Grèce et a concerné 24 000 habitants. La population a été divisée en trois groupes selon que le régime méditerranéen n'était pas du tout observé (groupe I) un peu (groupe II) ou totalement respecté (groupe III). Premier constat,le régime méditerranéen n'est pas observé par les deux tiers de la population. Les bases de ce régime sont : les noix les légumes les céréales, les légumineuses, les poissons et bien sûr l'huile d'olive en quantité supérieure à 45 grammes soient au moins quatre cuillerées à soupe par jour. Ne sont pas considérées comme conformes au régime méditerranéen une consommation journalière de viande au-dessus de 120 g et celle de produits laitiers au-dessus de 200 La comparaison entre le groupe I et le groupe III montre un large bénéfice de l'alimentation méditerranéenne. On note une réduction globale de la mortalité de 25 % produite essentiellement par la réduction du nombre de décès par cancers et par maladies cardiovasculaires. Une étude n'est jamais suffisante mais l'accumulation de telles études donne des niveaux de preuve très convaincants sur la valeur pour la santé de l'alimentation méditerranéenne et de l'huile d'olive.

La lutte contre le tabac et la difficulté de modifier les comportements

Le cancer bronchique apparaît comme le meilleur exemple de décalage entre la connaissance épidémiologique et son application en santé publique. Ce cancer postule au titre de problème de santé publique numéro 1 dans le monde. Depuis quarante ans les épidémiologistes ont identifié un « facteur de risque » tellement prépondérant que l'on pourrait l'assimiler à une cause. Sans agresser les fumeurs, le tabagisme est le début d'un comportement à risques dont le cancer du poumon, les

[28] New Journal England of Medicine 26 juin 2003

maladies cardio-vasculaires et l'insuffisance respiratoire, sont les complications possibles. L'irrésistible ascension du cancer bronchique confirme la complexité des enjeux. Le tabagisme, en France fait 300 000 morts en quatre ans, et non en quatre mois comme Verdun. Il s'agit d'une catastrophe chronique peu médiatisée alors que l'on a commémoré avec solennité la bataille de 1916. Les médecins, épidémiologistes ou cliniciens, sont des intervenants minoritaires dans un domaine où les enjeux sont multiples, impliquant la famille, l'éducation, les responsables politiques et les éléments moteurs de l'économie. Les épidémiologistes peuvent trouver un motif de satisfaction dans le constat que, dans certains pays, le tabagisme recule. On peut avoir un peu d'espoir lorsque de grands manufacturiers de cigarettes diversifient leurs débouchés en investissant des capitaux dans l'agro-alimentaire. Ils ont acquis la conviction que les épidémiologistes auront raison dans les années à venir et que la population aura fait le long cheminement qui met en adéquation les connaissances et les comportements. Les médecins français eux-mêmes auront mis quelque temps à faire ce chemin. C'est seulement depuis 1985 qu'il y a moins de fumeurs parmi les médecins que dans la population générale. En attendant, l'industrie du tabac, dans une logique économique, préfère investir son budget publicitaire dans des pays du tiers-monde, plutôt que dans ceux où l'on perçoit le déclin annoncé du tabagisme.

La notion d'effet de seuil en cancérologie et la métaphore des pois chiches

J'ai entendu cette allégorie de Jean de Kervasdoué, qui fut directeur des hôpitaux au Ministère de la Santé. Elle rend compte de l'existence d'un seuil au-dessous duquel un risque n'apparaît pas. Supposons que le risque soit la douleur, elle n'apparaît pas lors de simples frôlements. Prenons deux poids identiques : le poids en fonte de 1 kg d'une balance Roberval et un sac de 1 kg de pois chiches. Si je fais tomber le poids en fonte sur mon pied je ressens une vive douleur. Si j'incise finement le sac et que je laisse s'écouler son contenu je ne ressens rien de désagréable. Cette comparaison très rustique pondère le risque en fonction de son intensité. Actuellement, il y a un débat sur le risque lié à la consommation de charcuterie L'OMS classe le saucisson parmi les cancérogènes du groupe l ; faut-il l'exclure totalement ? Y a-t-il un seuil pour la viande transformée et salée qui fait apparaître le risque ? Il faut comme souvent tenir compte de l'excès. Pour les consommateurs qui ne veulent pas être sevrés et qui demandent s'il existe un seuil, j'en ai trouvé un dans un texte de l'OMS : le seuil de risque pour le saucisson apparaîtrait au-dessus de 120 g par semaine. Ce chiffre n'est pas babylonien mais il laisse une marge aux amateurs. C'est à chacun d'en juger. J'ai raconté un jour la métaphore sur la notion d'effet de seuil à la fête des olives. J'ai préféré citer les pois chiches que les petits pois de la version originale. Nous étions proches du village de Carlencas où sont cultivés les meilleurs pois chiches du Languedoc, certains disent les meilleurs de France.

Une rencontre avec l'algue bleue qui rend les flamands roses

La spiruline est une algue bleu-verte, en réalité une bactérie, constituée pour plus de 60 % de protéines végétales à forte biodisponibilité avec une concentration élevée de vitamines, de fer, d'oméga 6 et d'autres micronutriments. Donc un apriori favorable. On commença à parler d'elle pour son efficacité contre la dénutrition des enfants autour du lac Tchad. Antoine Goubert, un ami, m'en avait rapporté du Mexique dans les années 1980. Plus tard il vint à Montpellier, accompagné d'Hubert Durand-Chastel, sénateur des français de l'étranger. Celui-ci ne paraissait pas son âge, se considérant rajeuni quotidiennement par la spiruline à laquelle il vouait une passion communicative. Ils voulaient tester une action anti cancer. Je les informai que la spiruline est un aliment et ne peut pas être donnée à titre thérapeutique. On pouvait la donner à des malades volontaires pour vérifier son acceptabilité comme aliment d'appoint après vérification de l'absence de contamination bactériologique. Une dizaine de malades, volontaires et informés, en absorbèrent 1 500 mg par jour, sans nausée, pendant 2 mois. Les dosages sanguins confirmaient l'augmentation des taux de vitamines A, E, et bêta carotène. La tolérance était bonne. Mais sur un aussi petit effectif et sans groupe témoin, cela n'avait pas grande valeur. Voyant que j'étais intéressé on m'adressa un fût de 50 Kg de spiruline du Pacifique et 9 kg de spiruline récoltée près de l'étang de Thau. Lors d'un séjour à Paris je fus invité par Durand-Chastel au restaurant du Sénat et malgré la majesté du lieu,j'ai beaucoup déçu le sénateur. La spiruline ne peut faire l'objet d'une étude clinique la comparant à un médicament ayant déjà fait ses preuves. On pourrait l'utiliser en prévention en l'introduisant dans l'alimentation de façon comparative mais en suivant les règles d'une étude scientifique. En prévention, le critère d'efficacité est « la réduction du nombre des événements négatifs » par exemple la réduction du nombre de cancers ou des maladies cardiovasculaires. On rassemblerait pour cela 2 cohortes de volontaires chacune de 3 000 à 4 000 personnes, l'une avec spiruline l'autre sans spiruline, suivies pendant 3 à 6 ans. Pour obtenir une comparaison en double aveugle il faudrait que la spiruline soit encapsulée jusqu'à son arrivée dans l'estomac ou que le placebo entraîne une coloration bleue de la langue Une telle étude est théoriquement possible mais je ne pouvais pas l'assumer. Le sénateur comprit mon refus. Il chercha peut-être à convaincre un épidémiologiste mais je suis certain que sa conviction personnelle n'a pas faibli.

Depuis cet épisode j'ai suivi les études parues sans trouver d'études déterminantes. Sur internet, on observe des satisfactions concernant la fatigue réduite, une présomption d'immuno modulation. L'Agence Nationale de Sécurité en Santé lui reconnaît peu d'effets indésirables mais recommande de privilégier des circuits d'approvisionnement sécurisés. Au total, elle est considérée comme une bonne denrée alimentaire par les Agences. Sa consommation sera-t-elle un jour officiellement « recommandée » ? Il faut attendre mais ceux qui l'aiment peuvent continuer à la prendre… sans excès.

Activité physique et cancers. Des progrès très significatifs

Trois questions se rapportent aux relations entre activité physique et cancer :

- Y a-t-il vraiment une réduction du risque de cancer comme l'envisageait le Code européen il y a plus de 30 ans ?
- Une Activité physique adaptée (APA) améliore-t-elle la qualité de vie et la tolérance aux traitements pendant les soins ?
- Y a-t-il un effet quantitatif sur la réduction des rechutes et l'augmentation des guérisons ?

Ce ne sont pas les déclarations incantatoires qui ont apporté les réponses mais la méthodologie de la recherche clinique. Une réponse positive est déjà argumentée sur les deux premières questions. Le bénéfice paraît envisageable sur la troisième question.

Grégory Ninot spécialiste reconnu de l'activité physique adaptée a fait paraître une très bonne revue générale dans le Bulletin du cancer[29]. En fin de texte les auteurs remercient la Ligue pour son soutien. Je me sens donc autorisé à leur faire un large emprunt. Deux types d'activité physique sont définis par l'OMS. L'activité modérée correspond à la marche, au vélo de promenade, aux tâches ménagères au jardinage. L'intensité physique vigoureuse correspond à la course, à la nage, au vélo rapide, aux sports d'équipe. L'OMS recommande un minimum de 2h30 d'activité modérée par semaine ou 1h15 d'activité vigoureuse pour obtenir un bénéfice évaluable sur la réduction du risque de décès par cancer. La réduction du risque serait autour de 15 %, elle est corrélée avec le contrôle du poids une dépense énergétique compensant l'apport de calories. Ce bénéfice est également observé sur des maladies chroniques comme l'hypertension et le diabète.

[29] G.Ninot Bulletin du cancer avril 2020.

La sédentarité augmente le risque de cancer mais le cancer induit une réduction de l'activité physique. La moitié des personnes interrogées à la cinquième année après les soins déclare cette réduction du fait de la maladie. Pendant les soins la fatigue est le symptôme le plus éprouvant. Dans les enquêtes elle passe même avant la douleur 60% contre 20%. Le paradoxe est que l'inactivité génère de la fatigue alors que l'activité physique adaptée permet de la combattre. En matière de cancérologie le repos prolongé n'est pas une voie de guérison. Le fait nouveau dans les deux dernières décennies est l'arrivée d'études scientifiques rigoureuses apportant des niveaux de preuve de l'efficacité de ces interventions. Il faut rechercher des effets mesurables permettant de définir des doses optimales d'activité physique en fonction d'un bilan initial. On dispose maintenant d'outils pour mesurer le bien-être, la réduction de la fatigue, la réduction des effets indésirables de la chimiothérapie. Comme dans toute démarche scientifique un essai contrôlé avec tirage au sort a beaucoup plus de valeur que de simples études de cohorte. Je ne suis pas surpris, que 143 femmes traitées pour cancer du sein, à Montpellier aient accepté un tirage au sort pour une étude comparative sur l'activité physique adaptée pendant la chimiothérapie et la radiothérapie après la chirurgie[30]. Cette étude a été menée par le Centre de cancérologie (ICM) et l'Université Paul-Valéry. Encore des femmes pionnières pour une recherche clinique ! On ne demandait pas à celles incluses dans le bras témoin d'être inactives mais de poursuivre leurs activités normales. Celles du groupe Activité Physique adaptée suivaient un programme pendant 28 semaines en moyenne, temps de la chimiothérapie et de la radiothérapie. L'activité physique se déroulait trois fois par semaine avec des consultations pour un conseil nutritionnel. La différence avec le bras témoin est significative pour le bien-être, la réduction de la fatigue, la diminution de l'anxiété et des conséquences neuromusculaires de la chimiothérapie. Le bénéfice est maintenu après un an de suivi. Il est évaluable avec un niveau de preuve[31].

---

[30] BMC cancer 2019 17.727.

[31] Niveau de preuve défini par le coefficient $p<0,05$. Il signifie qu'il y a moins de 5% de risque que la différence en faveur de l'activité physique soit due au hasard.

Des études sont en cours pour mettre en évidence un bénéfice présumé sur la survie sans rechute et sur la guérison mais il paraît se dessiner dans des études de cohortes, Si le bénéfice était confirmé par des études d'un niveau de preuve supérieur, l'activité physique adaptée ferait partie du traitement et pourrait être prescrite par ordonnance.

ÉPILOGUE. NOUS Y ARRIVERONS

« We shall overcome »

Depuis mon stage d'interne au Centre de lutte contre le cancer de Montpellier, j'ai été fasciné par cette maladie. Elle a été mon quotidien au fil des jours, par sa dureté qui appelle l'espérance, par le courage des malades, par la solidarité des proches, par la motivation des soignants, par les progrès de la recherche, par les espoirs déçus mais qui reviennent inlassablement, comme des vagues, pour frapper les rochers. En première année de médecine, mon compagnon d'études a présenté une maladie de Hodgkin. Il suffisait d'ouvrir nos livres. Il savait, nous savions, qu'il ne terminerait pas ses études, mais il les a poursuivies jusqu'à la 3e année. Puis il a disparu. Aujourd'hui on guérit plus de 90 % des maladies de Hodgkin. J'ai connu les grandes salles d'hospitalisation de 30 lits, avec de très hauts plafonds voutés. Un opéré pour un cancer de l'estomac pouvait voisiner avec une péritonite, une fracture, un traumatisme du thorax, une cure de hernie. Les patients atteints de cancer étaient disséminés comme banalisés.

Je suis entré dans des salles opératoires trois années avant que naisse la spécialité d'anesthésie réanimation. La chirurgie était souvent sanglante. On pouvait mourir au bloc opératoire. Pour les cancers du sein la guérison correspondait à être « survivante » et mutilée. On minimisait les séquelles, la survie étant l'objectif prioritaire. Le seul traitement était la chirurgie. Des exérèses inutilement délabrantes étaient tentées. Le chirurgien montpelliérain Emile Forgue avait écrit que *« la clavicule est la limite raisonnable des interventions pour cancer du sein »* !

Les premières chimiothérapies utilisaient les dérivés de l'ypérite nitrée, le gaz de combat de la Première Guerre mondiale. Les résultats étaient médiocres. J'ai vu arriver les grandes molécules des trente dernières années du XXe siècle. Les anthracyclines, les taxanes, les sels de platine et d'autres encore. Une anti hormone, le tamoxifène, a relégué aux oubliettes toute la chirurgie hormonale du cancer du sein : ovariectomie, surrénalectomie. En 1976 Gérald Rosen est entré dans la légende de la cancérologie. Il a multiplié par 3, de 25 % à 75 %, les taux de guérison de la tumeur osseuse des adolescents, l'ostéosarcome ! Qu'avait-il inventé ? Un médicament ? Non, simplement une utilisation nouvelle d'une molécule ancienne : le méthotrexate, disponible depuis 20 ans. Il donnait cette molécule à des doses plus fortes et plus rapprochées en la plaçant avant l'intervention et non plus après.

En 1998 les malades se sont levés, lors des premiers États généraux organisés par La Ligue, en rejetant les mots dissimulateurs de longue et douloureuse maladie. En un jour de novembre 1998, ils ont brisé le tabou du cancer. Comment cela est-il possible ? En réalité le tabou était déjà fissuré. Quand un maçon veut tailler une pierre, il frappe plusieurs coups avec son marteau. Ce n'est pas le dernier coup qui fend la pierre mais tous ceux qui l'ont précédé. Nous sommes entrés dans le temps où les patients ont le droit de savoir. Le colloque singulier médecin-malade s'est transformé. Il y a maintenant beaucoup plus d'intervenants autour d'une personne soignée mais il faut lui laisser la possibilité de contacts préférentiels avec tel médecin ou telle infirmière pour baliser par un visage humain un parcours de soin parfois sinueux.

J'ai vu pendant 60 ans évoluer l'activité médicale et la prise en charge des malades. L'une des maladies les plus graves, la tuberculose (pulmonaire, osseuse, méningée) a explosé en quelques mois par l'arrivée d'une molécule, la rifampicine. Les portes des sanatoriums se sont refermées. La cancérologie évolue de façon différente. Elle alterne actuellement les succès, les rechutes et les rémissions. Elle appelle à la fois la souffrance et l'espérance. Elle n'est plus manichéenne comme autrefois quand l'alternative guérir ou mourir pouvait se dénouer sur une seule année. Elle peut revêtir l'aspect d'une maladie chronique avec des rémissions de plusieurs années obtenues par des molécules innovantes. Le soutien aux malades, médical ou social, doit s'adapter à cette nouvelle situation.

Il y a beaucoup d'interactions entre les avancées scientifiques des diverses disciplines. La cancérologie a pu évoluer avec la virologie, l'imagerie médicale... Actuellement elle est transformée par la génétique. La classification historique en cancer du sein, du poumon, de l'estomac est maintenant fragmentée en fonction des anomalies moléculaires identifiées dans l'ADN tumoral. Les mêmes anomalies peuvent-être retrouvées dans des cancers de topographies différentes. Des sous-groupes thérapeutiques chevauchent les anciens cloisonnements anatomiques. La même molécule ciblée sur un gène peut être utilisée pour traiter un cancer du sein ou du poumon. Comment déchiffrer le message quand les anomalies sont nombreuses ? Supposons que soient relevées des modifications ou des amplifications de l'ADN tumoral sur 26 gènes (elles peuvent être plus ou moins nombreuses). Avec les 26 lettres de l'alphabet on écrit l'ensemble de la littérature française : romans, poésie, sciences, correspondance. Seule l'intelligence artificielle, appliquée à des millions de données collectées dans le monde, peut donner une lisibilité à des regroupements significatifs pour le pronostic ou pour le traitement. Voilà que certains sous-groupes de cancers vont devenir des maladies orphelines selon la définition européenne des maladies rares ; présence inférieure à 1 cas/2000 habitants. C'est déjà le cas dans la pratique quotidienne. Il faut connaître la position de la maladie dans l'un des sous-groupes avant de traiter. Il faut expliquer que ce retard n'entraîne pas de perte de chance. Il peut aussi éviter un traitement qui serait présumé inefficace. L'analyse moléculaire aide la désescalade thérapeutique.

Les promesses de l'immunothérapie sont considérables car la stratégie a été totalement repensée. Il y a 20 ans il s'agissait d'aguerrir les lymphocytes pour les mobiliser contre les cellules tumorales. Il est aussi efficace de commencer par soulever ou par détruire les boucliers moléculaires qui protègent la cellule cancéreuse. Dans la compétition entre la cuirasse et le projectile, c'est toujours le projectile qui gagnera si la cuirasse est fragilisée. Malgré leur blindage les plus grands cuirassés du monde ont été coulés dans l'océan Pacifique. Il n'est pas exclu que les avancées scientifiques récentes sur l'utilisation de l'ARN viral à finalité vaccinale n'aient un jour une translation en cancérologie.

Ayant vu pendant tant d'années la cancérologie progresser à une vitesse accélérée je peux essayer d'évoquer l'avenir même si je n'ai pas la vision panoramique totale indispensable à cette anticipation. Le cancer est déjà décrit dans des textes datant de 40 siècles avant notre ère. Il est donc sur notre terre depuis au moins 60 siècles. Ce qui s'est passé au 20e siècle mérite réflexion. On commence le siècle avec moins de 20 % de guérison, on le termine avec près de 50 %. Quand seront publiées les statistiques sur 2020 on sera probablement à 60 % de guérisons. Beaucoup de mots se bousculent : échecs, souffrances, progrès, succès.
Comment trouver de la clarté dans ce mélange d'ombres et de lumières ? Ce qui doit culminer c'est l'espérance. La trajectoire de la courbe des guérisons permet de prévoir que les cancers ne survivront pas au 21e siècle en tant que maladie prioritaire. Je vous invite à suivre le conseil d'Héraclite d'Éphèse. *Si vous ne cultivez pas l'espérance vous ne trouverez jamais l'inespéré.*

CITATIONS DE L'AUTEUR

Soignants et soignés… on ne peut pas séparer la façon de vivre leur maladie pour les uns de la façon de vivre leur métier pour les autres.

****

Donner des soins demande du savoir, du savoir-faire et du relationnel. Il ne faut pas croire que le relationnel soit inné et ne demande pas d'effort et de réflexion.

****

S'il n'y avait pas d'hôpitaux où cela se passe moins bien on ne verrait pas ceux où cela se passe mieux… mais il faut toujours tirer l'ensemble vers le haut.
Paraphrase de la citation d'Héraclite d'Ephèse « S'il n'y avait pas d'injustice on ne connaîtrait même pas le nom de la justice ».

****

Je recommande les médecines douces pour les maladies douces. Mais on peut aussi les utiliser en appoint des traitements éprouvés contre le cancer

****

Il faut utiliser l'imagination pour faire changer les choses et non pour les voir meilleures qu'elles ne le sont.

****

L'audit est la façon la plus coûteuse d'apprendre que l'on n'est pas très bon. Mais nul n'est assez vertueux pour se croire au-dessus d'un audit ou d'un contrôle.

****

L'un des plus beaux mécanismes du cerveau humain est celui qui refoule le désespoir.

POSTFACE
d'Axel Kahn

La Ligue, le cancer après Henri Pujol

Henri Pujol a quitté la présidence de La Ligue en 2007, je l'ai prise en 2019. Le professeur Pujol ne s'est cependant jamais détourné ni de La Ligue ni du domaine du cancer, il y a tant apporté. Pourtant, il m'a demandé d'écrire cette postface, ce dernier chapitre de ses mémoires. « Selon vous, Axel, quel est la suite de l'histoire ? », m'a demandé Henri Pujol. J'ai un immense respect pour lui, une très ancienne amitié nous lie. Je n'ai pas hésité un seul instant.

Cela m'a déjà donné l'occasion de lire ses mémoires avant leur publication. Quel plaisir ! Des souvenirs souvent alertes, voire joyeux, de la gravité et des sourires, des anecdotes étranges ! Henri est aussi un conteur. Avec lui, c'est sinon la naissance, au moins l'adolescence de la cancérologie que l'on suit, lorsque les méthodes thérapeutiques étaient limitées à la chirurgie à la radio- et curiethérapie, à la chimiothérapie de première génération encore balbutiante. Moins d'un enfant atteint de cancer sur cinq survivait alors, les cancers de l'œsophage, de l'estomac et du col de l'utérus étaient légions, les femmes étaient encore épargnées par les cancers du poumon.

En somme, Henri Pujol a fait ses débuts à mi-parcours des progrès thérapeutiques en cancérologie. La chirurgie est vieille de milliers d'années, Hippocrate déconseille d'y recourir dans les cancers du sein, les squirres à la peau infiltrée ressemblant à une carapace de crabe, cancer en grec. La radiothérapie – roentgenthérapie dit-on à l'époque – et la curiethérapie datent des premières années du XXe siècle. C'est que le cancer est déjà connu et redouté et que tout progrès est bien vite mobilisé pour s'efforcer de le combattre. Ce sera vrai aussi dans les circonstances tragiques du bombardement allemand de la marine britannique dans le port italien de Bari, le 2 décembre 1943. Le *Liberty ship HMS John Harvey* explose, des centaines de matelots sont intoxiqués par une substance bizarre, beaucoup meurent. Lorsqu'ils survivent quelques jours, leurs globules blancs s'effondrent. Le HMS John Harvey transportait des obus d'ypérite. Ce type de produit ne pourrait-il pas agir sur les leucémies, les cancers ? La chimiothérapie de première génération est née, elle agit en lésant le matériel génétique. On saura de mieux en mieux l'utiliser avec l'avènement des essais contrôlés et de la médecine basée sur les preuves vécu par Henri Pujol. C'est ce qui permettra d'obtenir une rémission complète chez 83% des enfants atteints, de guérir la presque totalité des cancers du testicule et des maladies de Hodgkin, comme Henri a eu la satisfaction de le vivre avec ses malades.

Cependant, malgré ces avancées, l'amélioration du pronostic des cancers qu'elles permettent, une certaine insatisfaction persiste. Les progrès des guérisons sont lents, les traitements provoquent des lésions de l'ADN, facteurs prédisposant à l'apparition de nouveaux cancers. Cela est particulièrement dramatique pour les enfants qui, guéris, sont loin d'en avoir alors fini avec ces maladies. De plus, la découverte à partir de 1976 des oncogènes cellulaires, puis quelques années après des anti-oncogènes, a fait espérer une révolution thérapeutique rapide. En effet, on connaît désormais les gènes dont les mutations déclenchent des cancers, peut-être pourra-t-on agir plus subtilement qu'en tuant par chimiothérapie les cellules qui se divisent vite, souvent les cellules cancéreuses, certes, mais aussi celles de la moelle osseuse, de l'intestin et autres muqueuses, etc. ? Un médicament dirigé contre une cible précise, une molécule participant à la cancérisation ? Une thérapie ciblée, en somme. Il faut attendre 25 ans pour que cela se réalise, avec la mise au point du Glivec®, en 2001. Ce médicament inhibe une enzyme activée par la mutation à l'origine des leucémies myéloïdes chroniques ; il transforme cette maladie toujours mortelle dans les deux à quatre ans durant notre jeunesse, à Henri et à moi, en une affection maîtrisée chez la grande majorité des personnes malades. Une révolution ! Le Professeur Pujol a sans doute espéré comme moi que c'était là une hirondelle annonçant l'été. Tel n'a hélas pas été le cas, peu de cancers ont été aussi sensibles à la thérapie ciblée que la leucémie myéloïde chronique. Pourtant, la thérapie ciblée des cancers est bien le troisième étage des avancées thérapeutiques en cancérologie.

L'immunothérapie, elle aussi une thérapie ciblée, constitue l'étage pour l'instant supérieur de la fusée thérapeutique sur laquelle les cancérologues fondent leurs espoirs. Cela fait longtemps que l'on s'est avisé que les tissus cancéreux étaient différents des tissus normaux et devraient être de ce fait reconnus comme étrangers par le système immunitaire de la personne atteinte. On sait aujourd'hui que de nombreuses mutations s'accumulent dans les tissus cancéreux, en particulier parce que la réparation de l'ADN est défectueuse. Il s'ensuit la production de protéines anormales contre lesquelles les cellules immunitaires de l'hôte devraient réagir. En France, le cancérologue Georges Mathé avait tenté dans les années 1960 de stimuler la réponse immunitaire par des procédés non spécifiques tels que le BCG associé à des cellules tumorales irradiées. Aux États-Unis, le nom du professeur SA Rosenberg est indissociable des progrès réalisés pour transformer ce concept en traitement efficace. Pendant 30 ans, l'immunothérapie des cancers avait le statut d'une grande idée et d'un espoir jouant l'Arlésienne, toujours différé. Depuis une dizaine d'années, cela est terminé et les immunothérapies – il y en a deux types, le premier humoral et le second cellulaire – se sont établies comme des armes majeures du traitement contre les cancers, et surtout comme sans doute le principal espoir de progrès dans l'avenir.

L'immunothérapie humorale est fondée sur des anticorps monoclonaux dont celui dirigé contre le récepteur ErB-2, en quantité augmentée dans certains cancers du sein, est l'un des plus anciens. Il en existe aujourd'hui un très grand nombre, et c'est la classe la plus importante de médicaments en développement. Des améliorations nombreuses sont en cours de tests : molécules plus petites et diffusant mieux vers leurs cibles, tels les anticorps de camelidae, les anticorps à simple chaîne. Une autre stratégie consiste à coupler les anticorps à des substances toxiques pour les cellules cibles, à des isotopes radioactifs… Les anticorps monoclonaux peuvent aussi agir en permettant l'activation des lymphocytes anti-tumoraux. En effet, la raison pour laquelle le système immunitaire ne rejette pas les cancers est que ces derniers les intoxiquent, qu'ils bloquent leur capacité à tuer leur cible tumorale. Ces nouveaux anticorps lèvent ces points de contrôle négatifs. Ils sont déjà une révolution dans le traitement des mélanomes étendus, permettant une survie prolongée dans au moins la moitié des cas.

L'immunothérapie cellulaire moderne est fondée sur les CAR-T-cells, des lymphocytes prélevés chez les patients et génétiquement modifiés. Ces cellules reconnaissent leur cible grâce à une chaîne d'anticorps couplée à l'appareillage d'activation du lymphocyte, ce qui le conduit à tuer la cellule cancéreuse ciblée. Il s'agit d'une stratégie sur-mesure, des plus onéreuses mais elle aussi très prometteuse pour les leucémies et lymphomes. Plus encore que dans le cas des anticorps, sa limite actuelle est sans doute la difficulté d'accéder aux cellules tumorales dans des cancers solides et compacts, mal vascularisés.

Je suis certain que le professeur Pujol suit cette actualité scientifique et thérapeutique avec son immense curiosité de cancérologue et de Président dix ans durant de La Ligue. Et quel Président ! Celui des trois premiers États généraux du droit des personnes malades atteintes de cancers, inspiration du Président Chirac pour le lancement du premier Plan Cancer, pour la création de l'Institut National du Cancer, INCa, inspiration de Bernard Kouchner pour la proposition puis l'adoption de la Loi relative au droit des malades. Un âge d'or de La Ligue, sans conteste. J'ai été élu à la Présidence douze ans après le départ d'Henri Pujol, deux présidents et une présidente lui ont succédé avant moi, tous avec leur caractère propre lui ont beaucoup apporté ; le Professeur Pujol est demeuré pourtant le « père tutélaire » de La Ligue. Il est intimidant de lui succéder ! Il y a tant à faire contre le cancer, pour le prévenir, stimuler la recherche, aider les personnes malades et mener des plaidoyers nationaux et internationaux contre les promoteurs des addictions cancérigènes, pour la démocratie en santé, l'accès aux médicaments, etc. que présider La Ligue revient à mener la lutte sans relâche, avec comme modèle la présidence d'Henri Pujol. Atteindre de tels objectifs exige de conforter l'unité de La Ligue, d'améliorer encore son image et d'accroître son audience. Pour ce faire, il importe de lui fixer des objectifs lisibles, crédibles, vraiment prioritaires. Comme Henri Pujol y est parvenu, comme je m'y efforce.

Axel Kahn, le 14 septembre 2020.

TABLE

Structures éditoriales du groupe L'Harmattan

L'Harmattan Italie
Via degli Artisti, 15
10124 Torino
harmattan.italia@gmail.com

L'Harmattan Hongrie
Kossuth l. u. 14-16.
1053 Budapest
harmattan@harmattan.hu

L'Harmattan Sénégal
10 VDN en face Mermoz
BP 45034 Dakar-Fann
senharmattan@gmail.com

L'Harmattan Cameroun
TSINGA/FECAFOOT
BP 11486 Yaoundé
inkoukam@gmail.com

L'Harmattan Burkina Faso
Achille Somé – tengnule@hotmail.fr

L'Harmattan Guinée
Almamya, rue KA 028 OKB Agency
BP 3470 Conakry
harmattanguinee@yahoo.fr

L'Harmattan RDC
185, avenue Nyangwe
Commune de Lingwala – Kinshasa
matangilamusadila@yahoo.fr

L'Harmattan Congo
67, boulevard Denis-Sassou-N'Guesso
BP 2874 Brazzaville
harmattan.congo@yahoo.fr

L'Harmattan Mali
ACI 2000 - Immeuble Mgr Jean Marie Cisse
Bureau 10
BP 145 Bamako-Mali
mali@harmattan.fr

L'Harmattan Togo
Djidjole – Lomé
Maison Amela
face EPP BATOME
ddamela@aol.com

L'Harmattan Côte d'Ivoire
Résidence Karl – Cité des Arts
Abidjan-Cocody
03 BP 1588 Abidjan
espace_harmattan.ci@hotmail.fr

Nos librairies en France

Librairie internationale
16, rue des Écoles
75005 Paris
librairie.internationale@harmattan.fr
01 40 46 79 11
www.librairieharmattan.com

Librairie des savoirs
21, rue des Écoles
75005 Paris
librairie.sh@harmattan.fr
01 46 34 13 71
www.librairieharmattansh.com

Librairie Le Lucernaire
53, rue Notre-Dame-des-Champs
75006 Paris
librairie@lucernaire.fr
01 42 22 67 13

www.ingramcontent.com/pod-product-compliance
Lightning Source LLC
LaVergne TN
LVHW010954061026
849535LV00006B/1721
* 9 7 8 2 3 4 3 2 2 3 8 6 5 *